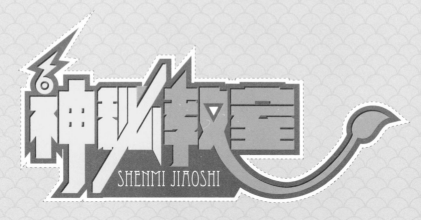

发现人体的秘密

FAXIAN RENTI DE MIMI

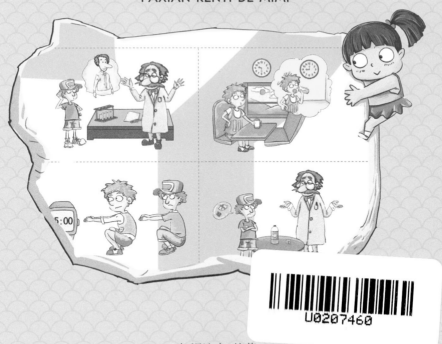

知识达人 编著

成都地图出版社

图书在版编目（CIP）数据

发现人体的秘密 / 知识达人编著 . — 成都：成都
地图出版社 , 2017.1（2021.5 重印）
（神秘教室）
ISBN 978-7-5557-0482-9

Ⅰ . ①发… Ⅱ . ①知… Ⅲ . ①人体－普及读物 Ⅳ .
① R32-49

中国版本图书馆 CIP 数据核字 (2016) 第 213131 号

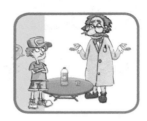

神秘教室——发现人体的秘密

责任编辑：王　颖
封面设计：纸上魔方

出版发行：成都地图出版社
地　　址：成都市龙泉驿区建设路 2 号
邮政编码：610100
电　　话：028 - 84884826（营销部）
传　　真：028 - 84884820

印　　刷：固安县云鼎印刷有限公司
（如发现印装质量问题，影响阅读，请与印刷厂商联系调换）

开　　本：710mm×1000mm　1/16			
印　　张：8	字　　数：160 千字		
版　　次：2017 年 1 月第 1 版	印　　次：2021 年 5 月第 4 次印刷		
书　　号：ISBN 978-7-5557-0482-9			
定　　价：38.00 元			

前 言

////////////////////////////////

在生活中，你是否遇到过一些不可思议的问题？比如怎么也弯不了的膝盖，怎么用力也无法折断的小木棍。你肯定还遇到过很多不理解的问题，比如天空为什么是蓝色而不是黑色或者红色，为什么会有风雨雷电。当然，你也一定非常奇怪，为什么鸡蛋能够悬在水里，为什么用吸管就能喝到瓶子里的饮料……

我们想要了解这个神奇的世界，就一定要勇敢地通过实践取得真知，像探险家一样，脚踏实地去寻找你想要的那个答案。伟大的科学家爱因斯坦曾经说："学习知识要善于思考，思考，再思考。"除了思考之外，我们还需要动手实践，只有自己亲自动手获得的知识，才是真正属于自己的知识。如果你亲自动手，就会发现膝盖无法弯曲和人体的重心有关，你也会知道小木棍之所以折不断，是因为用力的部位离受力点太远。当然，你也能够解释天空呈现蓝色的原

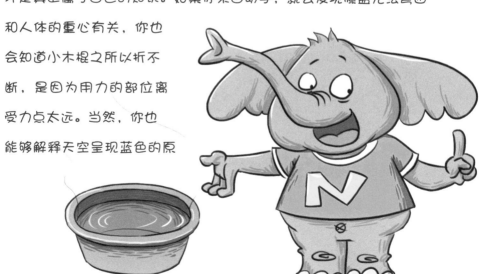

因，以及风雨雷电出现的原因。

　　一切自然科学都是以实验为基础的，从小养成自己动手做实验的好习惯，是非常有利于培养小朋友们的科学素养的。让我们一起去神秘教室发现电荷的秘密、光的秘密、化学的秘密、人体的秘密、天气的秘密、液体的秘密、动物的秘密、植物的秘密和自然的秘密。这就是本系列书包括的最主要的内容，它全面而详细地向你展示了一个多姿多彩的美妙世界。还在等什么呢，和我们一起在实验的世界中畅游吧！

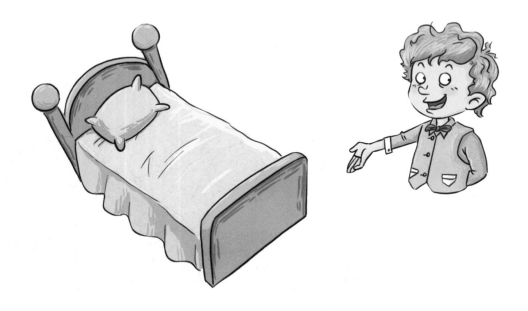

目 录

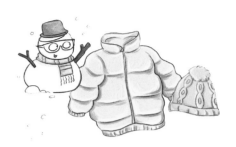

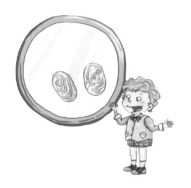

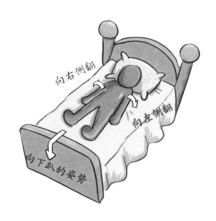

向右侧翻

向左侧翻

向下卧的姿势

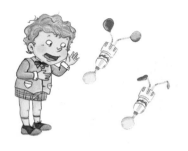

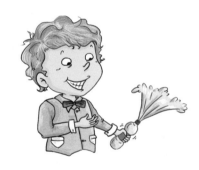

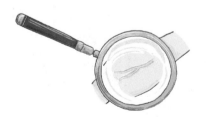

毛发站直了

你需要准备的材料：

☆ 一瓶冰可乐

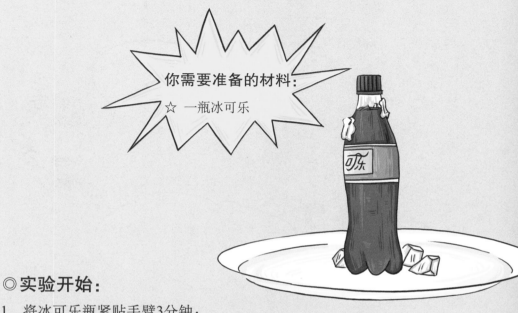

◎ **实验开始：**

1．将冰可乐瓶紧贴手臂3分钟；

2．观察手臂皮肤及汗毛的变化。

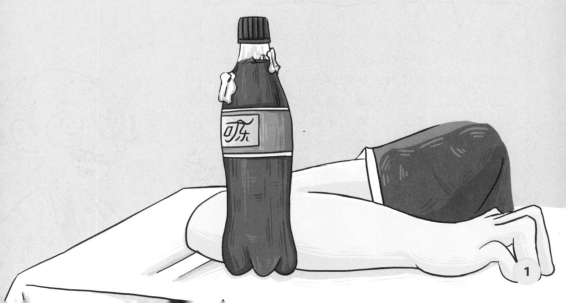

◎有趣的发现：

你会发现，手臂上的皮肤起了不少的"鸡皮疙瘩"，而且汗毛竖了起来，皮肤也感觉紧紧的。

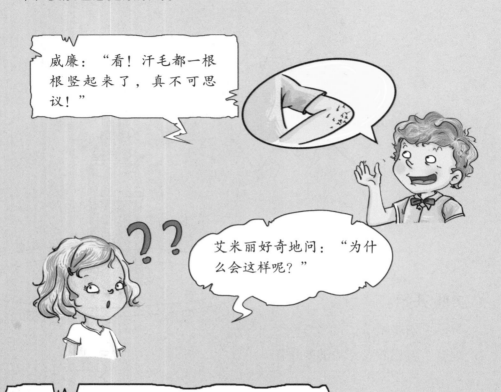

威廉："看！汗毛都一根根竖起来了，真不可思议！"

艾米丽好奇地问："为什么会这样呢？"

查尔斯大叔说："呵呵。我们人体皮肤的汗毛组织下面有一种肌肉，叫竖毛肌。当天气变冷，我们身体的皮肤就会紧缩，然后会压迫竖毛肌，使皮肤表面凸现一个小隆起，也就是我们经常说的'鸡皮疙瘩'。这个实验里，冰可乐的温度远远低于人体的温度，所以能够让皮肤紧缩，这就是为什么毛发会站直的原理了。"

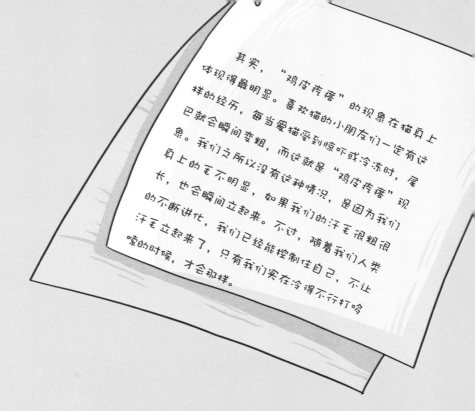

其实，"鸡皮疙瘩"的现象在猫身上体现得最明显。喜欢猫的小朋友们一定有这样的经历，每当爱猫受到惊吓或冷冻时，尾巴就会瞬间变粗，而这就是"鸡皮疙瘩"现象。我们之所以没有这种情况，是因为我们身上的毛不明显，如果我们的汗毛很粗很长，也会瞬间立起来。不过，随着我们人类的不断进化，我们已经能控制住自己，不让汗毛立起来了，只有我们实在冷得不行打哆嗦的时候，才会那样。

皮特："我发现了一个更好的方法，可让我的汗毛竖起来！"

查尔斯大叔："什么方法？"

皮特："把那瓶冰可乐全都喝下去！而且，我要学原始人，用毛发吓跑那些敌人！"

查尔斯大叔："……"

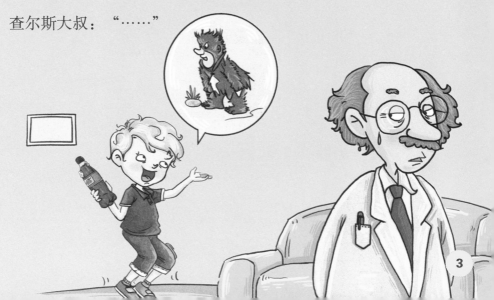

晕车好难受

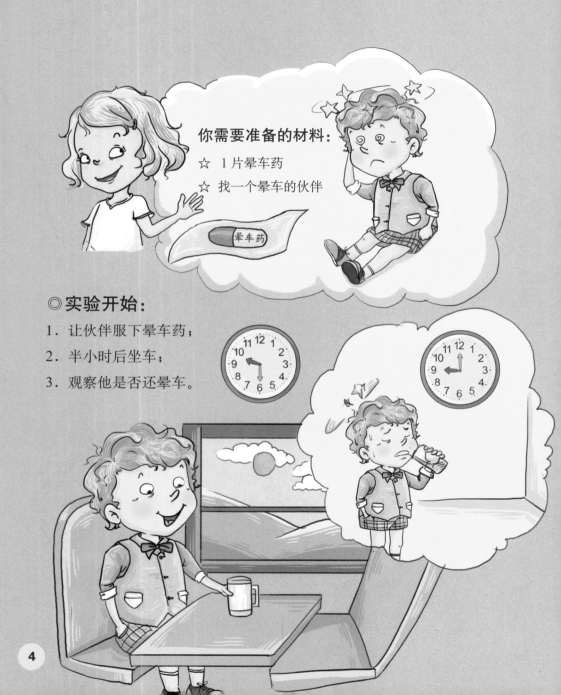

你需要准备的材料：

☆ 1 片晕车药

☆ 找一个晕车的伙伴

◎ 实验开始：

1．让伙伴服下晕车药；

2．半小时后坐车；

3．观察他是否还晕车。

◎ 有趣的发现：

你会发现，不管车程有多远，晕车的人都不会再晕车了。

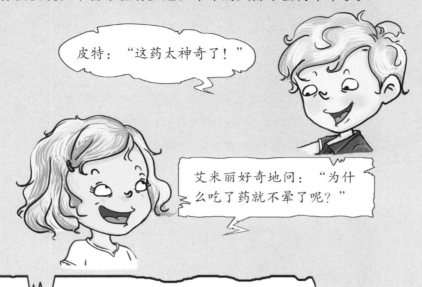

皮特："这药太神奇了！"

艾米丽好奇地问："为什么吃了药就不晕了呢？"

查尔斯大叔说："人们之所以会晕车，是因为判断方向和维持自身的平衡系统受到了刺激。人体的平衡系统主要包括皮肤、眼睛、颈部和内耳等部位。当我们在乘车过程中遇到急刹车或急转弯时，身体的平衡系统受到了过分刺激，耐受力差的人就会感到头晕、恶心，甚至会呕吐。而一般晕车药都含有一些可以减缓眩晕、止吐或安眠的成分，不但可以缓解消化道的痉挛状态，还可以帮助晕车的人快速进入睡眠状态，从而起到防止晕车现象的作用。"

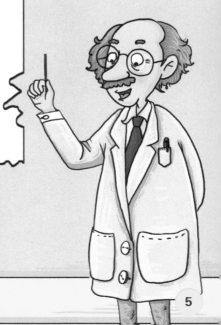

当我们在乘车、船或飞机时，由于车、船或飞机的行驶速度不断变化，加上摇晃震动，身体很可能就会出现不适应的感觉，例如头晕、头痛、恶心、呕吐、虚脱、休克。如果自身的身体素质不好的话，这种症状会更加明显。在这种情况下，我们该怎么办呢？现在教给你一些缓解方法：出行的头一天晚上要保证睡眠充足，在出发前不要吃得太饱，当出现晕车状况时可以用冷水拍拍脸。

威廉："哇，我就晕车，以前一直因为晕车而不敢到处走！查尔斯大叔，你怎么才告诉我呀？"

查尔斯大叔："呵呵，现在告诉你也不晚吧！"

威廉："怎么不晚呢？如果您早告诉我，我就不会错过好多优美的地方！下次一定要多买点晕车药吃，就可以和爸爸妈妈一起去旅游了！"

查尔斯大叔："但是，记住啊，晕车药小孩子每次只能吃一片哦！"

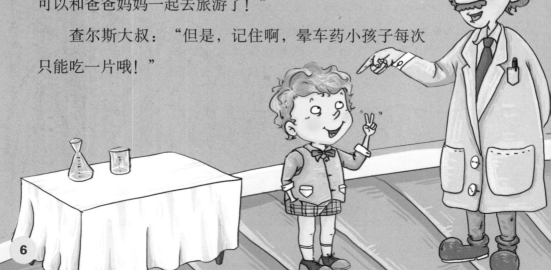

让眼睛不累

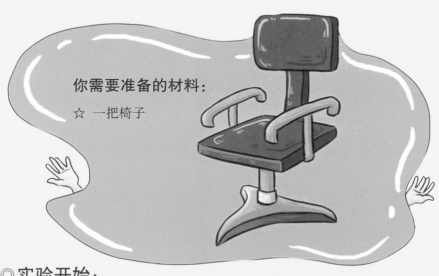

你需要准备的材料：

☆ 一把椅子

◎ 实验开始：

1. 眼睛累了以后，坐在椅子上；

2. 十指在胸前做五分钟的对压动作；

3. 然后用大拇指依次弹其余四指，五分钟后看看你的眼睛有什么感觉。

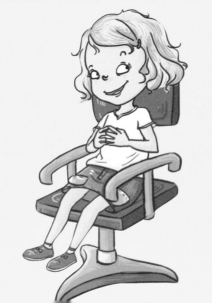

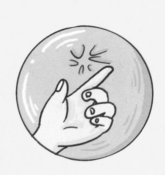

◎ 有趣的发现:

手指运动之后,你会发现眼睛不如之前疲劳了,感觉非常清爽。

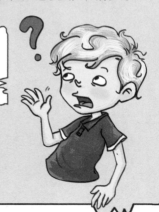

皮特好奇地问:"为什么会这样呢?手指运动和眼睛有什么关系吗?"

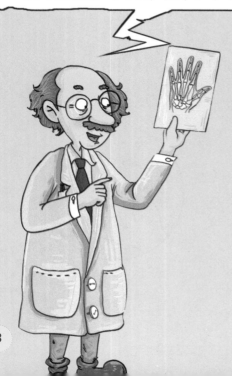

查尔斯大叔说:"呵呵,当然啦!在人的手指、手掌上,有许多与眼部神经相连的反射区,如果每天坚持按摩这些反射区的话,我们会感觉到不那么累了。同时,手部也是神经分布最密集的地方,通过按摩手的神经,我们的大脑会分泌一种叫内啡肽的物质。这种物质具有很好的放松效果,可以缓解眼疲劳、全身疲倦以及大脑难受的问题。所以当我们眼睛、大脑疲劳的时候,按摩手部的神经确实不错哦。"

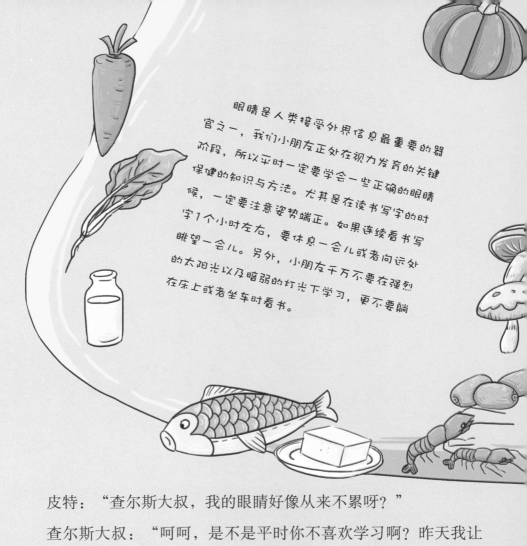

眼睛是人类接受外界信息最重要的器官之一，我们小朋友正处在视力发育的关键阶段，所以平时一定要学会一些正确的眼睛保健的知识与方法。尤其是在读书写字的时候，一定要注意姿势端正。如果连续看书写字1个小时左右，要休息一会儿或者向远处眺望一会儿。另外，小朋友千万不要在强烈的太阳光以及暗弱的灯光下学习，更不要躺在床上或者坐车时看书。

皮特："查尔斯大叔，我的眼睛好像从来不累呀？"

查尔斯大叔："呵呵，是不是平时你不喜欢学习啊？昨天我让你写的关于实验的总结，你现在有没有完成呀？"

皮特不好意思地挠挠头："哎呀，我都忘记了……"

近视是怎么回事

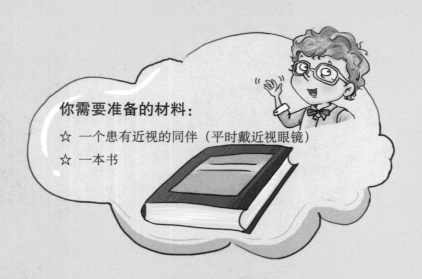

你需要准备的材料：

☆ 一个患有近视的同伴（平时戴近视眼镜）

☆ 一本书

◎实验开始：

1. 让患有近视的同伴将眼镜摘掉；

2. 你站在离他一米远的地方，然后把书打开；

3. 问你的同伴能否看清楚书上的字，如果看不清楚，让他把近视眼镜戴上再看，会有什么发现？

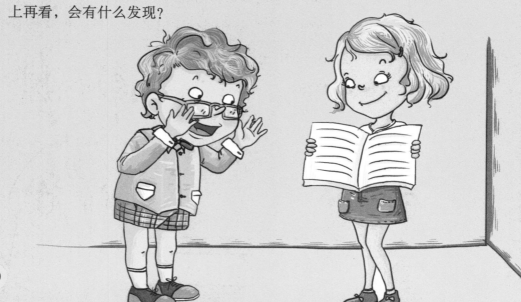

◎有趣的发现：

同伴戴上近视眼镜之后，就能看清楚书上的字了。

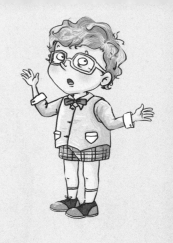

皮特好奇地问："为什么戴上近视眼镜就能看得更清楚了呢？"

艾米丽好奇地问："近视是怎么一回事呀？"

查尔斯大叔："近视其实就是眼睛的一种生理变化。如果你眼睛近视了，看书时字迹就会重叠串行，模糊不清；抬头再看面前的物体，也有模糊漂浮的感觉。一般人如果视力正常的话，站在一米远的地方是可以看清楚小字的。但如果眼睛近视的话，就比较模糊了，需要戴上眼镜才能看清物体。戴上眼镜之后，视力就可以达到正常水平。因为眼镜可以产生一定的屈光度，它能代替眼球聚光，从而使物体清晰地成像。"

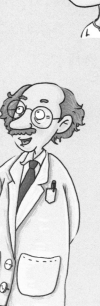

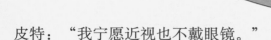

眼睛近视的原因，一般有两种：

1、遗传：近视眼有一定遗传倾向，高度近视更是如此。

2、环境因素：从事文字工作或其他近距离工作的人，近视眼比较多；青少年学生中近视眼也比较多，而且从小学五六年级开始，患病率明显上升。这种现象，说明近视眼的发生和发展与近距离工作的关系非常密切。因此，小朋友们一定要注意用眼卫生，千万不能长时间看书学习，一定要每过一小时起来向远处看看或者是做一套眼睛保健操。

皮特："我宁愿近视也不戴眼镜。"

查尔斯大叔："为什么？"

皮特："那样，就没有女生说我帅了。"

查尔斯大叔："呵呵……等你什么都看不清的时候就更没人说你帅了。"

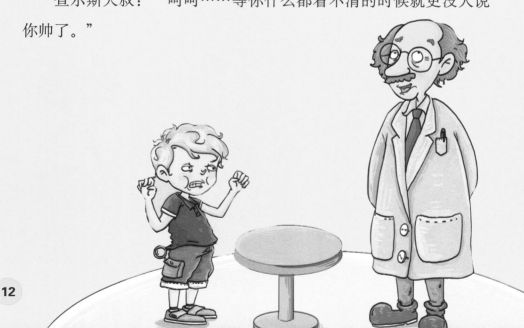

夏天易困

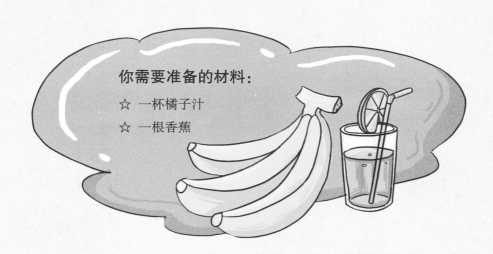

你需要准备的材料：

☆ 一杯橘子汁

☆ 一根香蕉

◎ **实验开始：**

1. 夏天犯困的时候喝一杯橘子汁；

2. 再吃一根香蕉；

3. 过一会儿你还困吗？

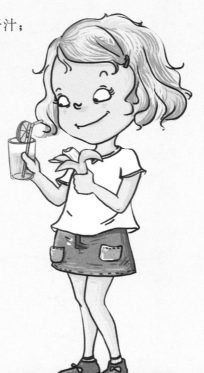

◎有趣的发现：

你会发现，即使天气再热，也不会犯困了。

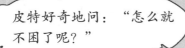

皮特好奇地问："怎么就不困了呢？"

威廉也很好奇："是啊，太奇怪了！"

查尔斯大叔说："我们之所以在喝了橘子汁、吃过香蕉之后，不再困倦，是因为橘子和香蕉内含有丰富的钾，而钾是一种具有提神作用的物质。因此，当人体中的钾得到了充足的补给之后，精神也就清爽起来。橘子的果皮里还含有黄酮和橙皮黄素等成分，也具有抗疲劳的功效，因此我们还可以经常饮用一些用橘子皮泡的水，对于抵御夏日的困倦也非常有效。不过大家要注意，水果在种植的过程中，由于防虫害的需要，通常会被喷洒一些农药，因此用来泡水喝的橘子皮要事先用清水冲洗干净。"

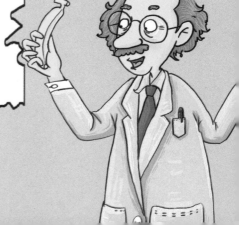

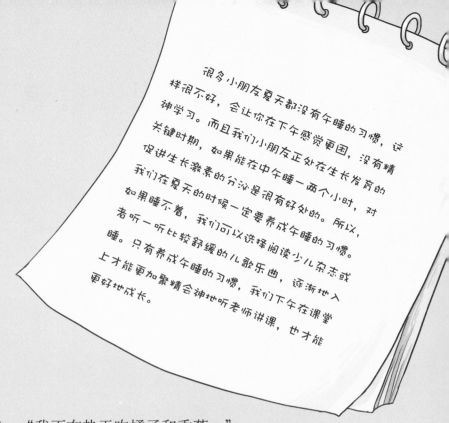

很多小朋友夏天都没有午睡的习惯，这样很不好，会让你在下午感觉困，没有精神学习。而且我们小朋友正处在生长发育的关键时期，如果能在中午睡一两个小时，对促进生长激素的分泌是很有好处的。所以，我们在夏天的时候一定要养成午睡的习惯。如果睡不着，我们可以选择阅读少儿杂志或者听一听比较舒缓的儿歌乐曲，逐渐地入睡。只有养成午睡的习惯，我们下午在课堂上才能更加聚精会神地听老师讲课，也才能更好地成长。

皮特："我不在热天吃橘子和香蕉。"

查尔斯大叔："为什么？"

皮特："因为我从来不会犯困，或许是我体内的钾天生就充足吧……哈哈。"

查尔斯大叔："可我怎么听说不爱动脑的人都不容易犯困呢。"

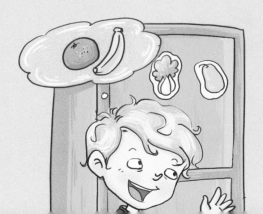
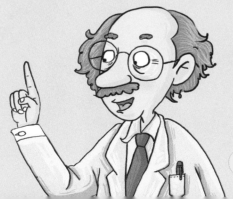

白糖帮你止住打嗝

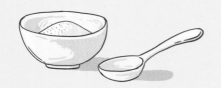

你需要准备的材料:

☆ 一小碗白糖

☆ 一个汤匙

◎ **实验开始:**

1. 在外面打嗝的时候回到家,取一小碗白糖;

2. 盛一汤匙白糖,放到舌头下面含住;

3. 看看你还打嗝吗?

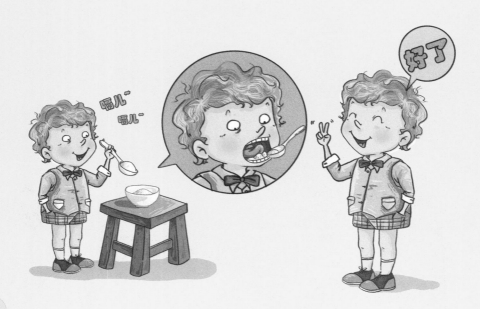

◎有趣的发现：

在舌头下面倒入一汤匙白糖后，很快就不打嗝了。

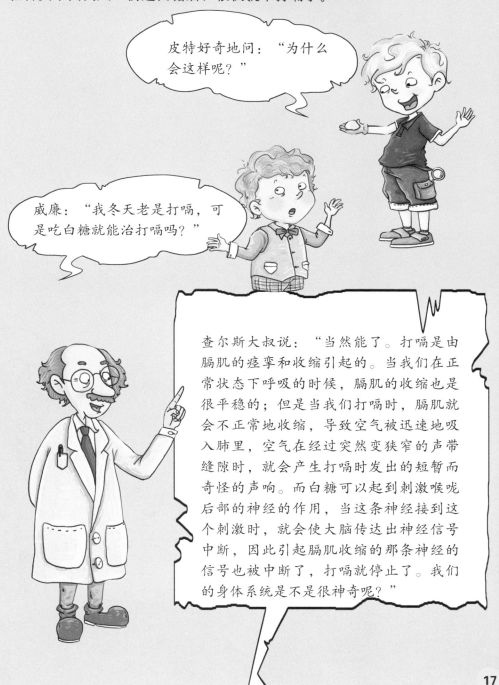

皮特好奇地问："为什么会这样呢？"

威廉："我冬天老是打嗝，可是吃白糖就能治打嗝吗？"

查尔斯大叔说："当然能了。打嗝是由膈肌的痉挛和收缩引起的。当我们在正常状态下呼吸的时候，膈肌的收缩也是很平稳的；但是当我们打嗝时，膈肌就会不正常地收缩，导致空气被迅速地吸入肺里，空气在经过突然变狭窄的声带缝隙时，就会产生打嗝时发出的短暂而奇怪的声响。而白糖可以起到刺激喉咙后部的神经的作用，当这条神经接到这个刺激时，就会使大脑传达出神经信号中断，因此引起膈肌收缩的那条神经的信号也被中断了，打嗝就停止了。我们的身体系统是不是很神奇呢？"

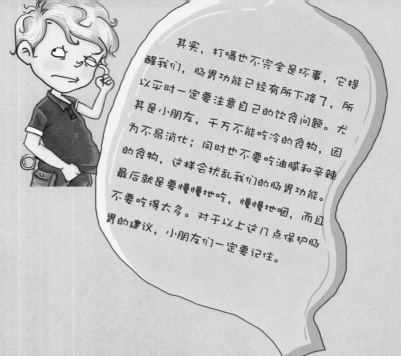

其实，打嗝也不完全是坏事，它提醒我们，肠胃功能已经有所下降了，所以平时一定要注意自己的饮食问题。尤其是小朋友，千万不能吃冷的食物，因为不易消化；同时也不要吃油腻和辛辣的食物，这样会扰乱我们的肠胃功能。最后就是要慢慢地吃，慢慢地咽，而且不要吃得太多。对于以上这几点保护肠胃的建议，小朋友们一定要记住。

艾米丽："有些人为什么那么讨厌别人打嗝？"

查尔斯大叔："嗯……这个问题也一直困惑着我。"

艾米丽："或许是出于嫉妒吧！"

查尔斯大叔："啊……为什么？"

艾米丽："你没听说人生三件宝，吃饭、放屁、打喷嚏吗？！"

查尔斯大叔："啊……哈哈。"

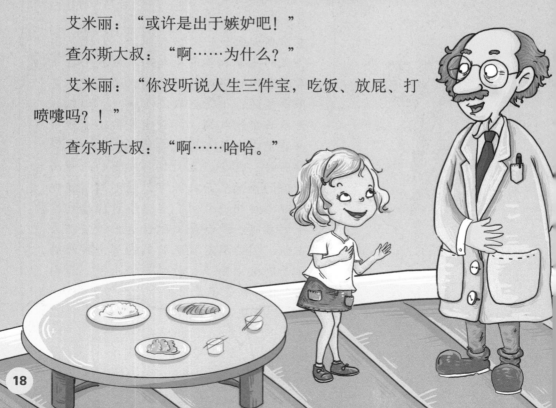

瞌睡的秘密

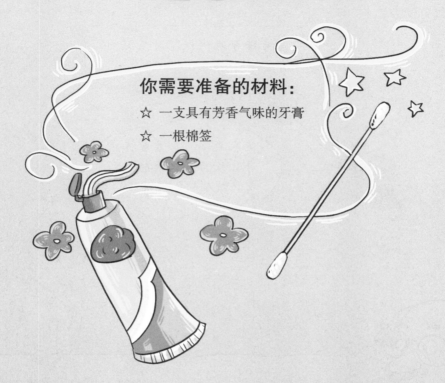

你需要准备的材料：

☆ 一支具有芳香气味的牙膏

☆ 一根棉签

◎ **实验开始：**

1. 在你瞌睡的时候把牙膏拧开；

2. 将牙膏抹在棉签上，然后涂在鼻孔黏膜处；

3. 看看你还瞌睡吗？

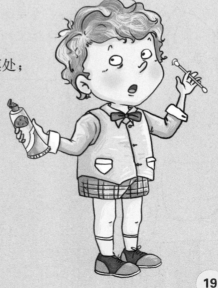

◎有趣的发现：

你会发现，一下子睡意全无了，而且感觉有用不完的力气，脑袋瓜子也特别好使。

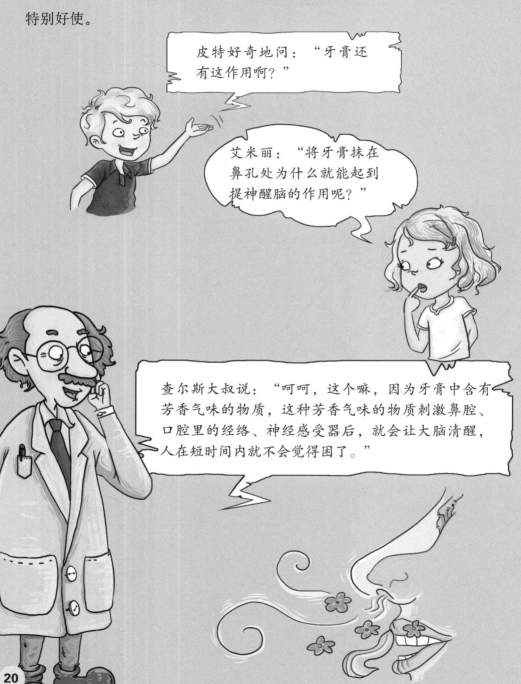

皮特好奇地问："牙膏还有这作用啊？"

艾米丽："将牙膏抹在鼻孔处为什么就能起到提神醒脑的作用呢？"

查尔斯大叔说："呵呵，这个嘛，因为牙膏中含有芳香气味的物质，这种芳香气味的物质刺激鼻腔、口腔里的经络、神经感受器后，就会让大脑清醒，人在短时间内就不会觉得困了。"

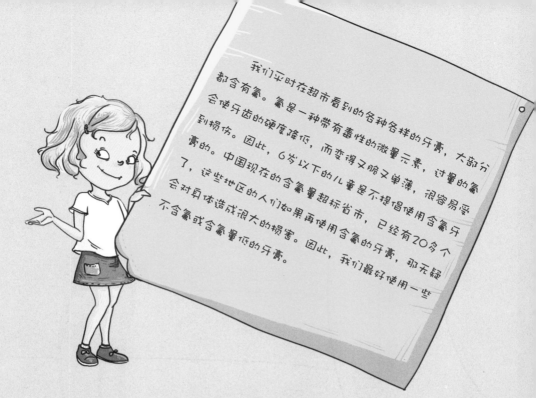

我们平时在超市看到的各种各样的牙膏，大部分都含有氟。氟是一种带有毒性的微量元素，过量的氟会使牙齿的硬度降低，而变得又脆又薄，很容易受到损伤。因此，6岁以下的儿童是不提倡使用含氟牙膏的。中国现在的含氟量超标省市，已经有20多个了，这些地区的人们如果再使用含氟的牙膏，那无疑会对身体造成很大的损害。因此，我们最好使用一些不含氟或含氟量低的牙膏。

威廉："哈哈，查尔斯大叔，你给我们做的这个实验太好了，以后我就不用为上课打瞌睡发愁了。"

查尔斯大叔："威廉，这个方法只能暂时缓解一下，你上课打瞌睡肯定是你晚上不好好睡觉的缘故。"

威廉："那我该怎么做呢？"

查尔斯大叔："晚上不要睡得太晚。另外，只要你认真地跟上老师的思路，积极地动脑思考，就不会打瞌睡了！"

脸生红晕

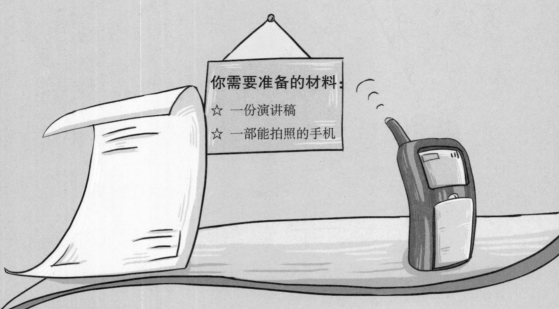

你需要准备的材料：

☆ 一份演讲稿

☆ 一部能拍照的手机

◎ 实验开始：

1. 走上讲台，让同伴拿手机拍下你走上讲台时的脸色；

2. 再让同伴拍下你演讲过程中的脸色。

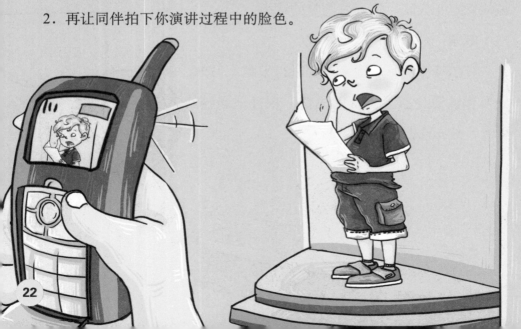

◎ 有趣的发现：

你会发现，当你在众目睽睽之下走上讲台时，脸上顿时现出一圈红晕；当你在演讲过程中逐渐平复心情后，红晕将逐渐消失。

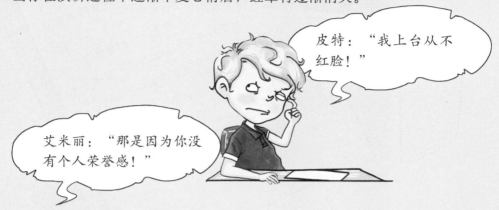

皮特："我上台从不红脸！"

艾米丽："那是因为你没有个人荣誉感！"

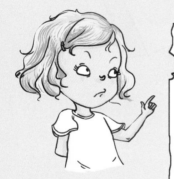

查尔斯大叔说："大脑是人体的'总指挥'，我们的视觉和听觉神经，都分布在大脑里。当我们看到或者听到一些使我们害羞的事情时，眼睛和耳朵就会把这种消息反馈给大脑皮质，大脑皮质收到这些消息后，就能够使皮肤下面的血液流动加快，我们的脸就发红发热了。"

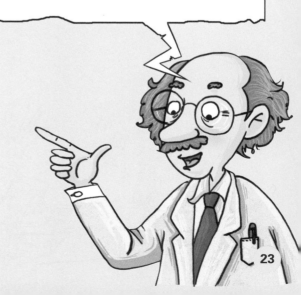

23

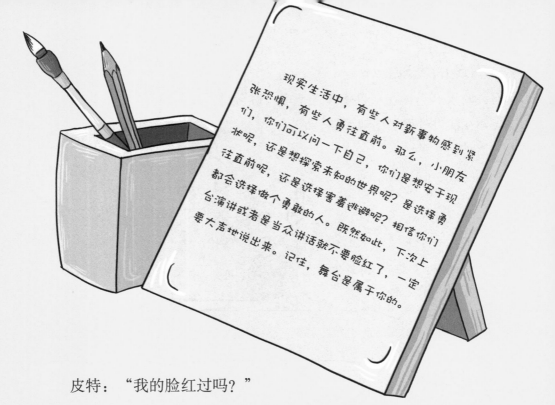

现实生活中，有些人对新事物感到紧张恐惧，有些人勇往直前。那么，小朋友们，你们可以问一下自己，你们是想安于现状呢，还是想探索未知的世界呢？是选择勇往直前呢，还是选择害羞逃避呢？相信你们都会选择做个勇敢的人。既然如此，下次上台演讲或者是当众讲话就不要脸红了，一定要大声地说出来。记住，舞台是属于你的。

皮特："我的脸红过吗？"

查尔斯大叔："嗯，我好像还真没看到过你脸红的样子。"

皮特："哈哈！我是超人！"

查尔斯大叔："像你这种不爱学习的人怎么会是超人呢？"

皮特："你……"

查尔斯大叔："哈哈……你的脸红了！"

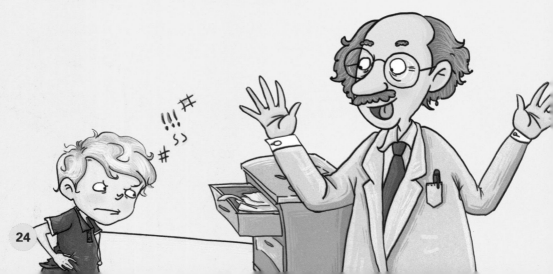

脑重量与聪明有关系吗

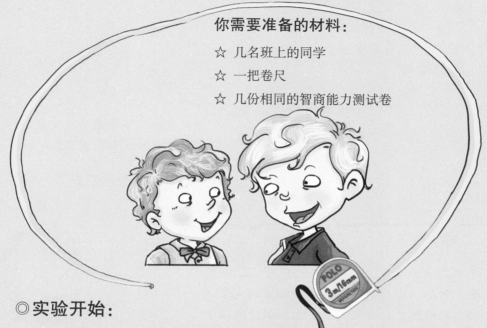

你需要准备的材料：

☆ 几名班上的同学

☆ 一把卷尺

☆ 几份相同的智商能力测试卷

◎ **实验开始：**

1．让同学们坐下，每人发一份智商能力测试卷，并要求他们在规定的时间内交卷；

2．对照答案，为每一份试卷评分，看看每位同学的IQ分数是多少；

3．用卷尺测量每个人头围的大小；

4．比较一下他们头围大小的数据与IQ分数，看看这些数据与分数之间有无关系。

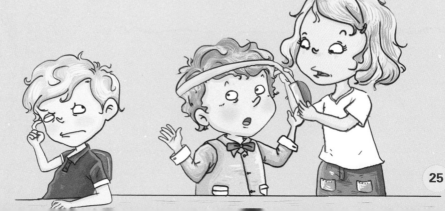

◎有趣的发现：

从测量的结果中发现，那些IQ分数高的同学，头围不一定比IQ分数低的同学大。

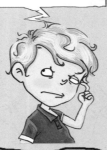

皮特："不是脑重量大的人就聪明吗？"

威廉："不管我的头是大还是小，我都很聪明！"

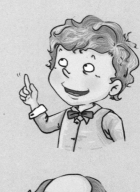

查尔斯大叔说："脑重量大并不一定就聪明。例如，小脑袋的老鼠比大脑袋的兔子记忆力就好很多。在脑的重量上，鲸鱼的脑子有7000克重，大象的脑子有5000克重，都比人重好几倍，而它们却远不如人类聪明。人类中男性的平均脑重量是1352克，女性的平均脑重量是1250克，可并不能说明男性比女性更聪明。聪明绝顶的爱因斯坦曾经说过他的脑重1230克，低于一般男性脑重量，但他却比大多数人聪明。"

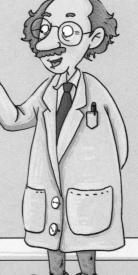

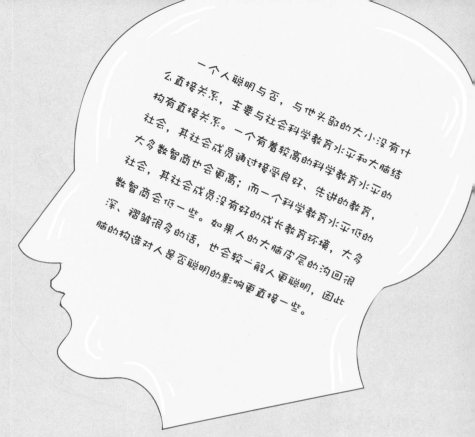

一个人聪明与否，与他头部的大小没有什么直接关系，主要与社会科学教育水平和大脑结构有直接关系。一个有着较高的科学教育水平的社会，其社会成员通过接受良好、先进的教育，大多数智商也会更高；而一个科学教育水平低的社会，其社会成员没有好的成长教育环境，大多数智商会低一些。如果人的大脑皮层的沟回很深、褶皱很多的话，也会较一般人更聪明，因此脑的构造对人是否聪明的影响更直接一些。

皮特："你觉得我聪明吗？"

查尔斯大叔："这个……我需要想一想。"

皮特："嗯，博士，你的鸟笼子又脏了，我给你擦擦吧！"

查尔斯大叔："你真是个聪明的孩子！"

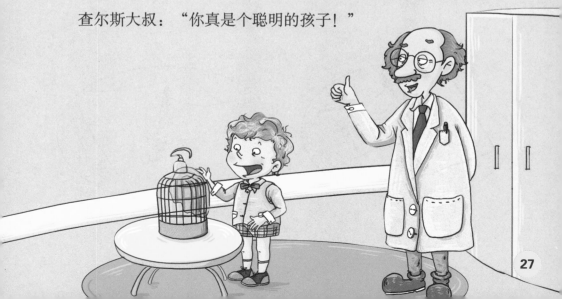

哪只手好用

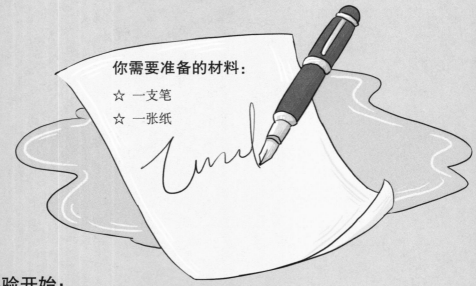

你需要准备的材料：

☆ 一支笔

☆ 一张纸

◎ **实验开始：**

1. 用你的右手在纸上写你的名字；

2. 接着用左手在纸上写你的名字；

3. 看看你的哪只手好使。

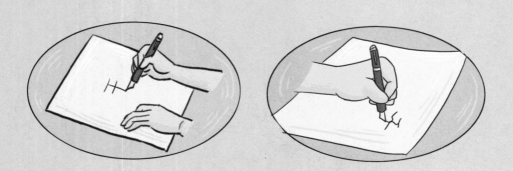

◎有趣的发现：

如果你不是左撇子的话，你会发现，右手写字更加灵活。

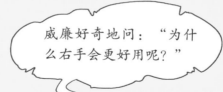

威廉好奇地问："为什么右手会更好用呢？"

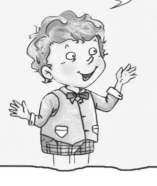

皮特："那是因为他不是左撇子！"

查尔斯大叔说："这个嘛，一般来说，大部分人通常用右手，少部分人用左手，我们把用左手的人叫左撇子。我们人类经过长期的进化发展，右手比左手变得更灵活，所以如果左手写字，很难写好。因此，我们的书写是自左到右的。如果是左手写字，很可能会写得一团糟。"

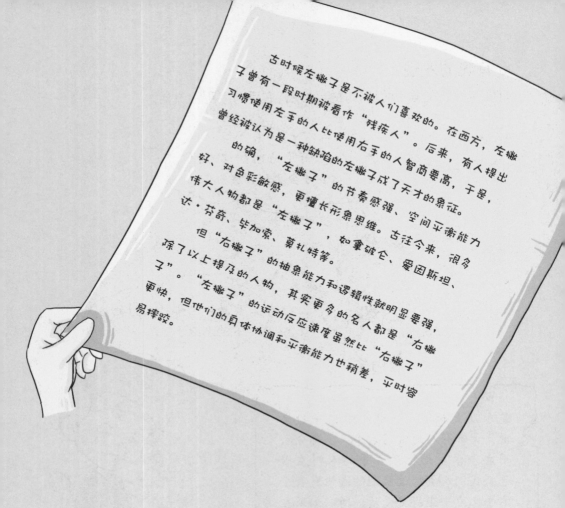

古时候左撇子是不被人们喜欢的。在西方，左撇子曾有一段时期被看作"残疾人"。后来，有人提出习惯使用左手的人比使用右手的人智商要高，于是，曾经被认为是一种缺陷的左撇子成了天才的象征。

的确，"左撇子"的节奏感强、空间平衡能力好、对色彩敏感，更擅长形象思维。古往今来，很多伟大人物都是"左撇子"，如拿破仑、爱因斯坦、达·芬奇、毕加索、莫扎特等。

但"右撇子"的抽象能力和逻辑性就明显要强，除了以上提及的人物，其实更多的名人都是"右撇子"。"左撇子"的运动反应速度虽然比"右撇子"更快，但他们的身体协调和平衡能力也稍差，平时容易摔跤。

皮特："我觉得左手和右手都有很大的作用！"

查尔斯大叔："喔？举个例子。"

皮特："因为我做飞机模型的时候，离开哪只手都不行。"

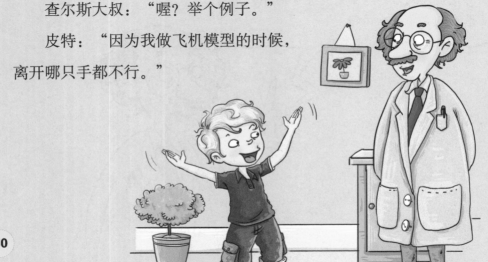

走路不摆双手

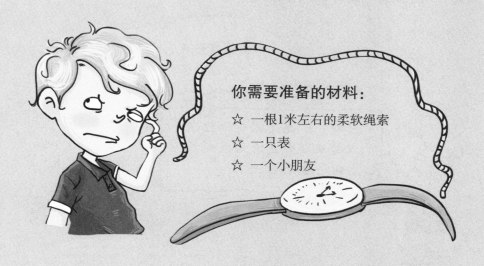

你需要准备的材料：

☆ 一根1米左右的柔软绳索

☆ 一只表

☆ 一个小朋友

◎ **实验开始：**

1. 将双手紧紧并拢在身体两侧，让小朋友用绳索捆绑住双臂；

2. 看表，绕圈或是直线行走15分钟，就像平时走路上学时那样；

3. 15分钟后，感觉自己的身体有何变化；

4. 解开绳索，抬左脚时摆动左手，抬右脚时摆动右手。15分后，看身体是何感觉。

◎有趣的发现：

你会发现，绑住双臂后走路非常不舒服，而且很别扭，身体也会感到很疲倦；同手同脚走路时，也很别扭。

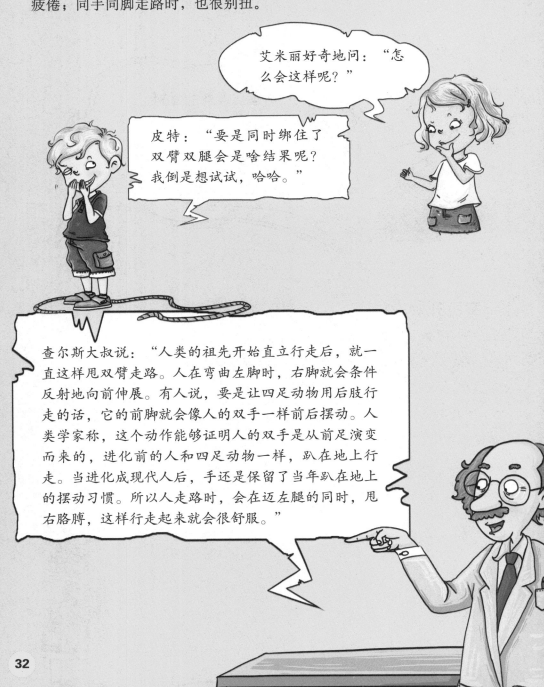

艾米丽好奇地问："怎么会这样呢？"

皮特："要是同时绑住了双臂双腿会是啥结果呢？我倒是想试试，哈哈。"

查尔斯大叔说："人类的祖先开始直立行走后，就一直这样甩双臂走路。人在弯曲左脚时，右脚就会条件反射地向前伸展。有人说，要是让四足动物用后肢行走的话，它的前脚就会像人的双手一样前后摆动。人类学家称，这个动作能够证明人的双手是从前足演变而来的，进化前的人和四足动物一样，趴在地上行走。当进化成现代人后，手还是保留了当年趴在地上的摆动习惯。所以人走路时，会在迈左腿的同时，甩右胳膊，这样行走起来就会很舒服。"

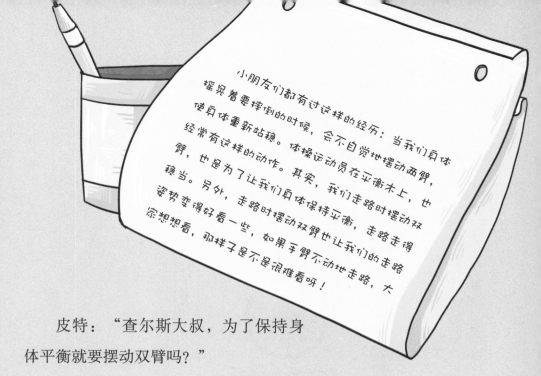

小朋友们都有过这样的经历：当我们身体摇晃着要摔倒的时候，会不自觉地摆动两臂，使身体重新站稳。体操运动员在平衡木上，也经常有这样的动作。其实，我们走路时摆动双臂，也是为了让我们身体保持平衡，走路走得稳当。另外，走路时摆动双臂也让我们的走路姿势变得好看一些，如果手臂不动地走路，大家想想看，那样子是不是很难看呀！

皮特："查尔斯大叔，为了保持身体平衡就要摆动双臂吗？"

查尔斯大叔："一般来说是这样的。"

皮特："我突然想起来，杂技演员在走钢丝的时候，手中总是拿着一根长长的竹竿，这是不是也为了保持平衡呢？"

查尔斯大叔："没错，呵呵，皮特，你变聪明了！杂技演员手中的长竹竿就是起延长手臂的作用，帮助身体平衡的！"

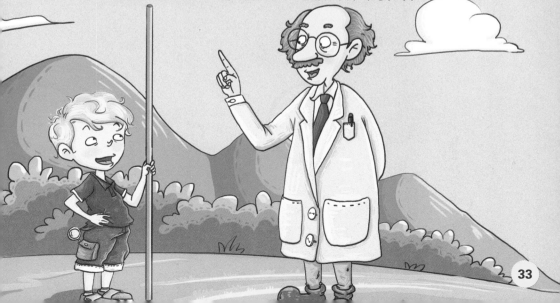

体温的秘密

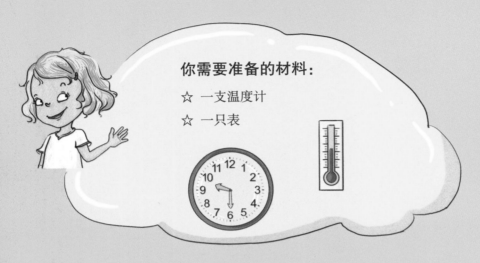

你需要准备的材料：

☆ 一支温度计

☆ 一只表

◎ **实验开始：**

1．找一个较冷的地方，穿少量的衣服，以能感觉到寒冷为佳，保持身体不动；

2．看表计时，15分钟后用温度计测量体温，记下数字；

3．然后故意让身体发抖，就像受冷时发抖那样。15分钟后，再用温度计测量体温，记下数字；

4．比较两组数字的差别。

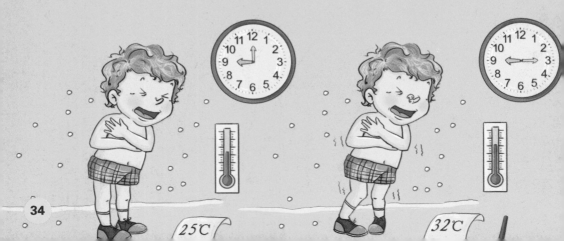

◎ 有趣的发现：

你会发现，发抖后体温迅速上升，直到上升到人体正常体温。

36.5℃

皮特："天啦！威廉，你应该脱光衣服试试。"

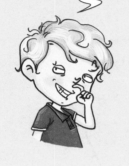

威廉："行了吧，你先试下，我来测体温。"

查尔斯大叔说："人体的温度，来自人吃东西时得到的能量，这种能量通过后期身体的运动变为热能。而且，冬天温度降低后，身体会自然地发抖，发抖也是一种肌肉的运动，也会产生热能，可以保持身体的温暖。"

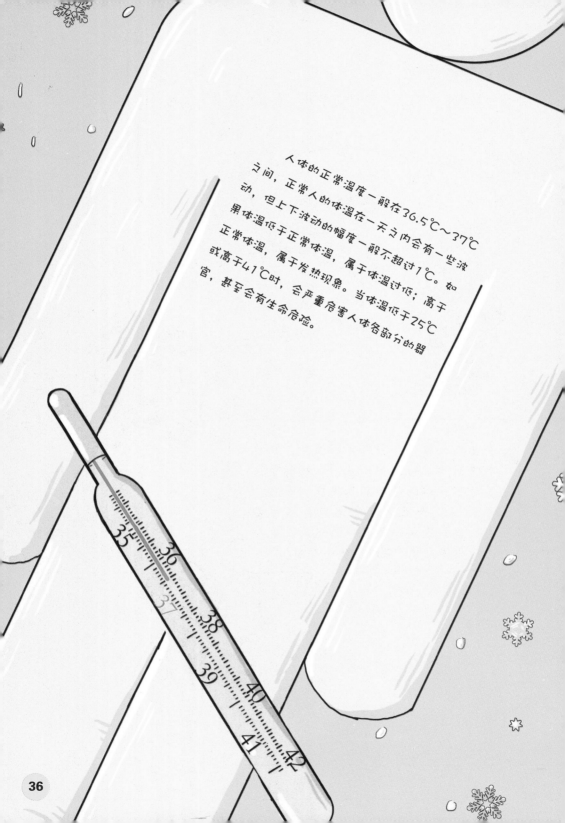

人体的正常温度一般在36.5℃~37℃之间，正常人的体温在一天之内会有一些波动，但上下波动的幅度一般不超过1℃。如果体温低于正常体温，属于体温过低；高于正常体温，属于发热现象。当体温低于25℃或高于41℃时，会严重危害人体各部分的器官，甚至会有生命危险。

健康的指示灯

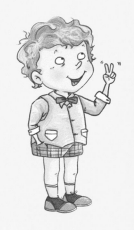

你需要准备的材料：

☆ 一个身体十分健康的同学

☆ 一个身体健康状况欠佳的同学

☆ 一把尺子

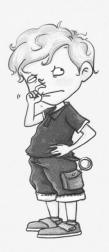

◎ 实验开始：

1. 用尺子测量两名同学指甲根部白色的甲半月的高度，记在纸上；

2. 比较一下，看看甲半月的长度与他们的身体健康状况有什么联系。

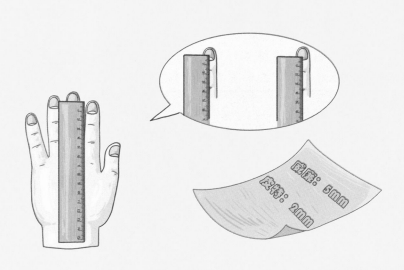

◎有趣的发现：

你会发现，身体十分健康的同学，甲半月要大些，高度要高些；而身体健康状况欠佳的同学，甲半月的高度很低，甚至有的手指上已经看不见甲半月了。

艾米丽："这些半月形的甲半月难道能告诉我们自己的健康状况吗？"

皮特：甲半月在哪里，我怎么没看到啊？

查尔斯大叔说："甲半月，就是指甲根部那些发白的半月形，又被人们称为小太阳。人体在健康的状态下，身体的各个部位的血液就会正常循环，指甲的甲床部位供血也会很充足，指甲得到了足够的营养，生长速度就会加快。新长出的指甲一般比旧指甲的颜色淡，因此不断地从指甲根部长出，就会在根部形成甲半月，并且指甲生长速度越快，甲半月所占的面积就越大。而如果身体状况欠佳的话，血液循环得就不好，指甲的甲床部位供血不足，指甲得不到足够的营养，生长的速度就慢，因此常常只能看到很少甚至看不到甲半月。"

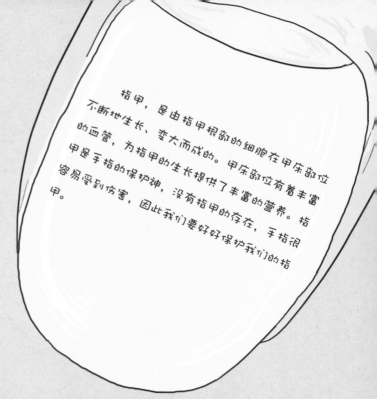

指甲，是由指甲根部的细胞在甲床部位不断地生长、变大而成的。甲床部位有着丰富的血管，为指甲的生长提供了丰富的营养。指甲是手指的保护神，没有指甲的存在，手指很容易受到伤害，因此我们要好好保护我们的指甲。

皮特："我怎么没有月牙呢？"

查尔斯大叔："或许你身体的血液循环差吧！"

皮特："胡说！像我这种热血少年怎么会差呢！"

威廉："你哪是热血，分明是冷血！"

查尔斯大叔："哈哈……"

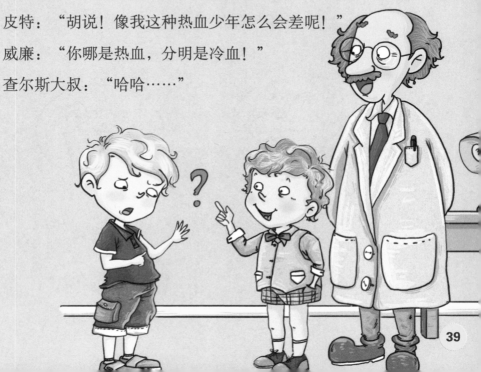

敏感的手

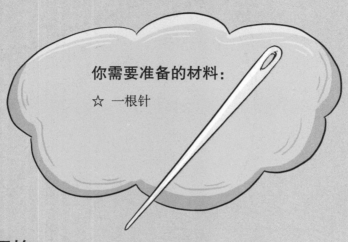

你需要准备的材料：

☆ 一根针

◎ 实验开始：

1. 用针轻轻地扎胳膊一下；

2. 再扎手指尖；

3. 看看这两个部位的感觉一样吗？

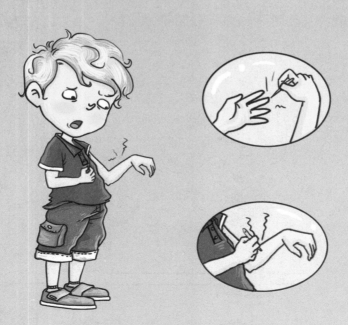

◎有趣的发现：

两个部位的感觉不一样，手指尖更疼一些。

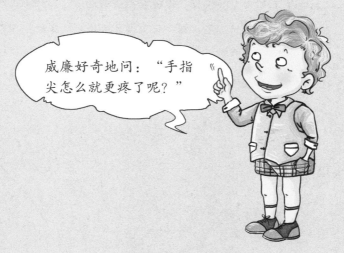

威廉好奇地问："手指尖怎么就更疼了呢？"

查尔斯大叔说："这是因为手指上面分布的神经组织要比胳膊上的更密集，当然对外界的刺激也就更敏感。而且，手指表面的皮肤也非常薄，神经组织会更直接地接触到外界的刺激，所以针扎在上面会感觉到非常疼。"

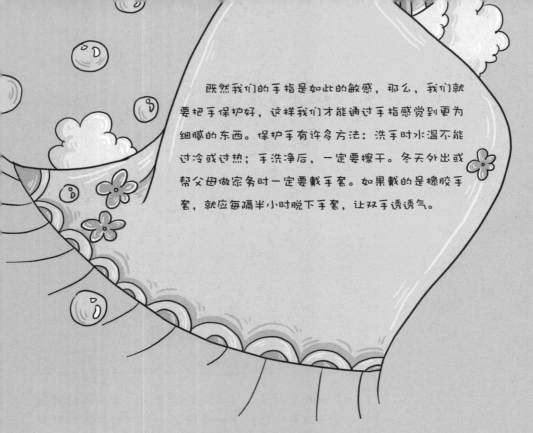

既然我们的手指是如此的敏感，那么，我们就要把手保护好，这样我们才能通过手指感觉到更为细腻的东西。保护手有许多方法：洗手时水温不能过冷或过热；手洗净后，一定要擦干。冬天外出或帮父母做家务时一定要戴手套。如果戴的是橡胶手套，就应每隔半小时脱下手套，让双手透透气。

皮特："我想我知道女同桌苏珊误解我的原因了！"

查尔斯大叔："怎么了？"

皮特："上次我故意摸了下她的手！"

查尔斯大叔："哈哈……结果呢？"

皮特："结果她瞬间就把手藏起来了。"

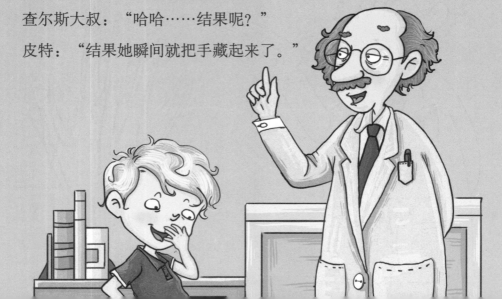

会"说谎"的眼睛

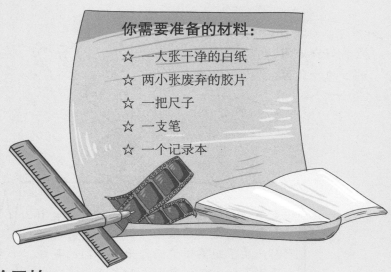

你需要准备的材料：

☆ 一大张干净的白纸

☆ 两小张废弃的胶片

☆ 一把尺子

☆ 一支笔

☆ 一个记录本

◎实验开始：

1．将大白纸卷成一个直筒形状，握在手中；

2．太阳初升时，用右手将两张叠在一起的胶片堵在纸筒离眼睛较远的那一端；

3．通过纸筒观看太阳，并用左手卷紧纸筒，使纸筒的大小与太阳的大小刚好吻合；

4．用尺子测量这个时候纸筒的直径，并记录在本子上，然后通过胶片直接用肉眼观察太阳的大小；

5．用同样的方法观察中午时太阳的大小，并将纸筒的直径同样记录在本子上，然后通过胶片直接用肉眼观察太阳的大小；

6．再用同样的方法观察夕阳的大小，并将纸筒的直径同样记录在本子上，然后通过胶片直接用肉眼观察太阳的大小；

7．比较三个时间段太阳的直径大小，与你用肉眼观察到的太阳大小相吻合吗？

◎有趣的发现：

你会发现，用纸筒测量出的太阳大小在不同时间和不同的位置并没有变化，而用肉眼直接观察到的太阳大小却是各不相同。

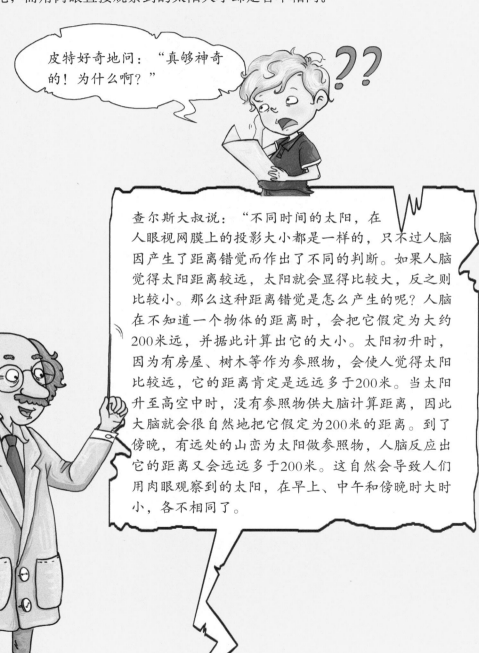

皮特好奇地问："真够神奇的！为什么啊？"

查尔斯大叔说："不同时间的太阳，在人眼视网膜上的投影大小都是一样的，只不过人脑因产生了距离错觉而作出了不同的判断。如果人脑觉得太阳距离较远，太阳就会显得比较大，反之则比较小。那么这种距离错觉是怎么产生的呢？人脑在不知道一个物体的距离时，会把它假定为大约200米远，并据此计算出它的大小。太阳初升时，因为有房屋、树木等作为参照物，会使人觉得太阳比较远，它的距离肯定是远远多于200米。当太阳升至高空中时，没有参照物供大脑计算距离，因此大脑就会很自然地把它假定为200米的距离。到了傍晚，有远处的山峦为太阳做参照物，人脑反应出它的距离又会远远多于200米。这自然会导致人们用肉眼观察到的太阳，在早上、中午和傍晚时大时小，各不相同了。

我们的眼睛在生活中常常会产生错觉，进而传递给我们大脑一些错误的数据。最常见的就是当我们乘坐在飞驰的列车上时，总是觉得铁轨两旁的树木在快速地向后退。其实树木并没有动，只是顺着列车一起移动的我们，眼睛所能看到的参照物，如座位、桌子、车厢等与自己相对而言都没有动，我们就会觉得只有树木在动。

皮特："初升的太阳才大！"

查尔斯大叔："为什么？"

皮特："因为它离我近！"

查尔斯大叔："哈哈，如果真离你近的话，你早就被烧成黑炭了。"

耳朵发烧

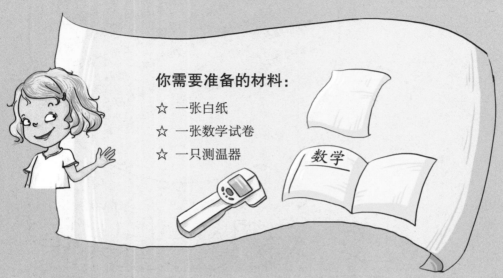

你需要准备的材料：

☆ 一张白纸

☆ 一张数学试卷

☆ 一只测温器

◎实验开始：

1．在白纸上画一副空间感和色彩感很强的图画，快结束时，测量右侧耳朵的温度，与画画之前的耳朵温度作比较；

2．在规定的时间内完成数学试卷，接近尾声时测量左耳的温度，与答卷之前的耳朵温度作比较。

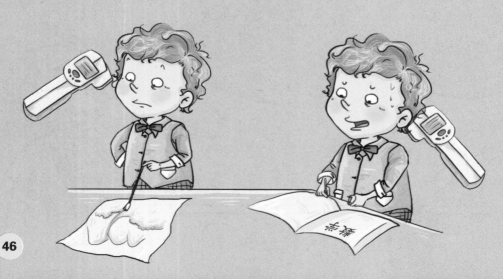

◎ 有趣的发现：

你会发现，不管是左侧的耳朵还是右侧的耳朵，其温度都比画画和答卷之前的温度有所上升。

36.8℃

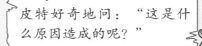

威廉："温度还有变化，挺有意思，呵呵！"

皮特好奇地问："这是什么原因造成的呢？"

查尔斯大叔说："这是因为人在用脑思考问题的时候，大脑需要的血液肯定要比平时多得多。大脑的血液是通过颈动脉来传输的，当血液通过颈动脉流进大脑时，同时也会进入到耳朵的内耳里，所以如果一个大脑半球的血液流量比较多的话，这一侧耳朵的温度也会升高。我们在构思图画时，主要使用的是主管感性思维的右脑，因此右边的耳朵温度会跟着升高；当我们答数学卷子时，主要使用的是掌管理性思维的左脑，因此左边的耳朵温度会跟着升高。"

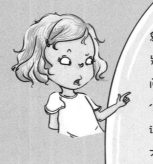

虽然耳朵发热代表我们在思考问题，但这种现象并不能够表明我们的用脑程度和专心程度。因为另一个科学研究表明，那些真正能在最短时间内把问题考虑清楚的人，他们的耳朵温度并没有升高多少。这是因为他们为了把问题解决掉，会先想办法让自己的心情平静下来。因为只有心情平静下来，才能让大脑更好地工作。所以，当我们再遇到问题时，要先让自己的心情平静下来。

皮特："听说耳朵长的人长寿！"

查尔斯大叔："你认为那科学吗？"

皮特："应该是不科学的，因为很多长寿老人的耳朵也没什么特别的！"

查尔斯大叔："人们要想长寿，关键是要有个健康科学的生活方式。"

皮特："以后我要经常锻炼身体，多吃蔬菜和水果！"

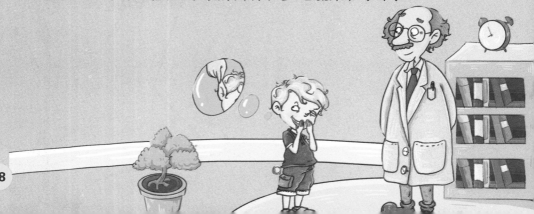

你能转几圈

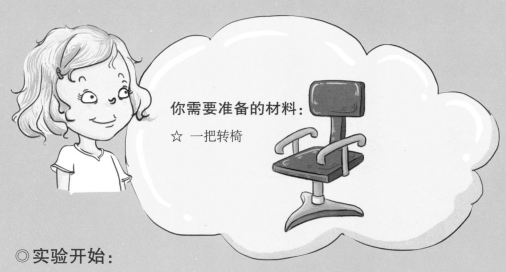

你需要准备的材料：

☆ 一把转椅

◎ **实验开始：**

1. 低头俯身，用手托着椅子；

2. 挪动脚步绕椅子快速旋转；

3. 看你能转几圈。

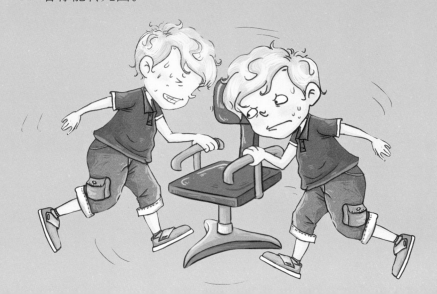

◎ 有趣的发现：

你会发现，转着转着自己就开始头晕眼花，两脚发麻，感觉要摔倒了。

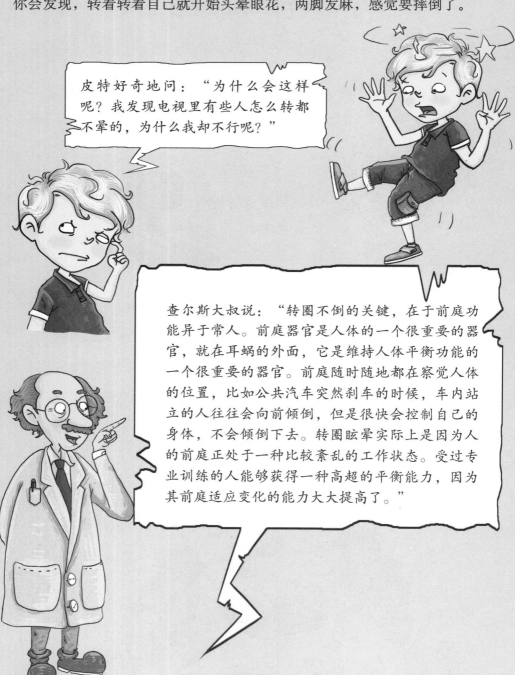

皮特好奇地问："为什么会这样呢？我发现电视里有些人怎么转都不晕的，为什么我却不行呢？"

查尔斯大叔说："转圈不倒的关键，在于前庭功能异于常人。前庭器官是人体的一个很重要的器官，就在耳蜗的外面，它是维持人体平衡功能的一个很重要的器官。前庭随时随地都在察觉人体的位置，比如公共汽车突然刹车的时候，车内站立的人往往会向前倾倒，但是很快会控制自己的身体，不会倾倒下去。转圈眩晕实际上是因为人的前庭正处于一种比较紊乱的工作状态。受过专业训练的人能够获得一种高超的平衡能力，因为其前庭适应变化的能力大大提高了。"

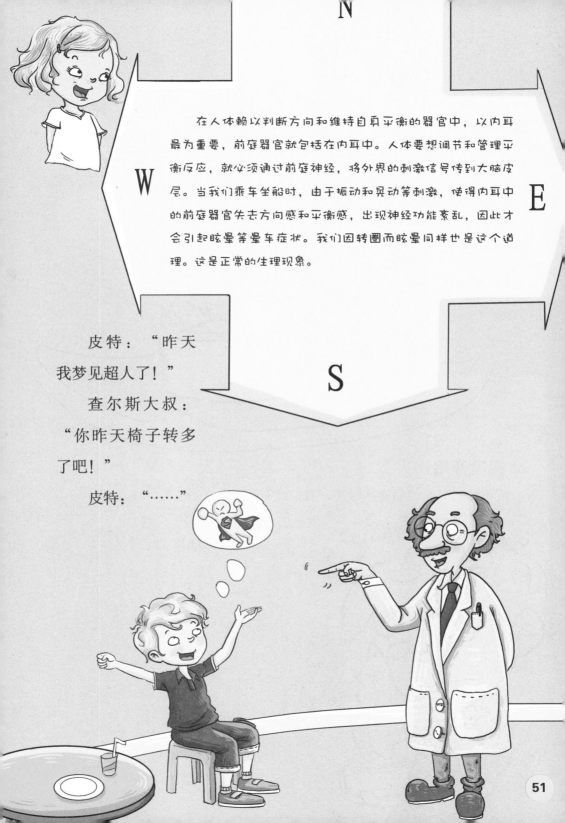

在人体赖以判断方向和维持自身平衡的器官中，以内耳最为重要，前庭器官就包括在内耳中。人体要想调节和管理平衡反应，就必须通过前庭神经，将外界的刺激信号传到大脑皮层。当我们乘车坐船时，由于振动和晃动等刺激，使得内耳中的前庭器官失去方向感和平衡感，出现神经功能紊乱，因此才会引起眩晕等晕车症状。我们因转圈而眩晕同样也是这个道理。这是正常的生理现象。

皮特："昨天我梦见超人了！"

查尔斯大叔："你昨天椅子转多了吧！"

皮特："……"

快乐的心情

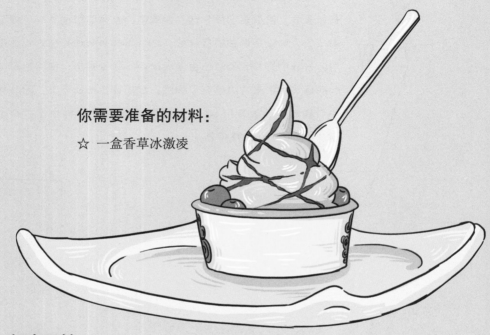

你需要准备的材料：

☆ 一盒香草冰激凌

◎ **实验开始：**

心情不好的时候，品尝冰激凌，看情绪有何变化。

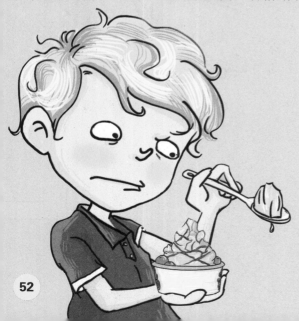

◎有趣的发现：

你会发现，情绪不高的时候，品尝香草冰激凌可以让你的感觉好起来。

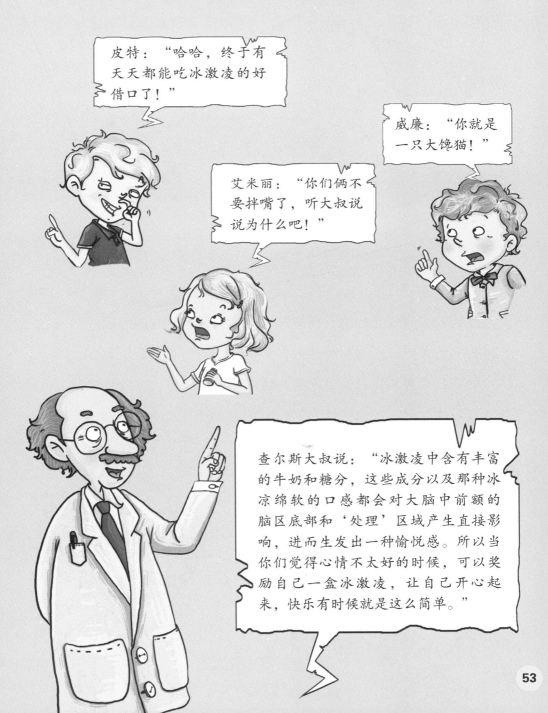

皮特："哈哈，终于有天天都能吃冰激凌的好借口了！"

艾米丽："你们俩不要拌嘴了，听大叔说说为什么吧！"

威廉："你就是一只大馋猫！"

查尔斯大叔说："冰激凌中含有丰富的牛奶和糖分，这些成分以及那种冰凉绵软的口感都会对大脑中前额的脑区底部和'处理'区域产生直接影响，进而生发出一种愉悦感。所以当你们觉得心情不太好的时候，可以奖励自己一盒冰激凌，让自己开心起来，快乐有时候就是这么简单。"

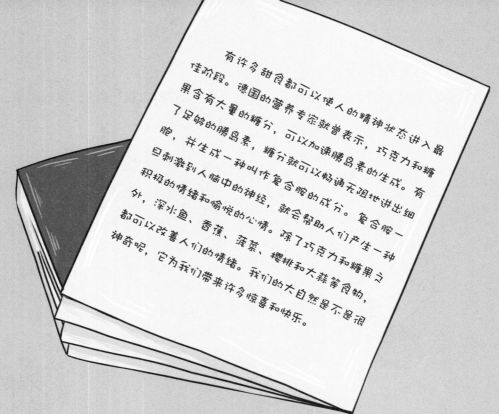

有许多甜食都可以使人的精神状态进入最佳阶段。德国的营养专家就曾表示，巧克力和糖果含有大量的糖分，可以加速胰岛素的生成。有了足够的胰岛素，糖分就可以畅通无阻地进出细胞，并生成一种叫作复合胺的成分。复合胺一旦刺激到人脑中的神经，就会帮助人们产生一种积极的情绪和愉悦的心情。除了巧克力和糖果之外，深水鱼、香蕉、菠菜、樱桃和大蒜等食物，都可以改善人们的情绪。我们的大自然是不是很神奇呢，它为我们带来许多惊喜和快乐。

皮特："我想我知道女同桌苏珊喜欢和我在一起的原因了！"

查尔斯大叔："喔？为什么？"

皮特："因为我总是给她买冰激凌吃。"

查尔斯大叔："那等她生气的时候可就没办法了。"

皮特："我会给她买大桶的！"

查尔斯大叔："哈哈……"

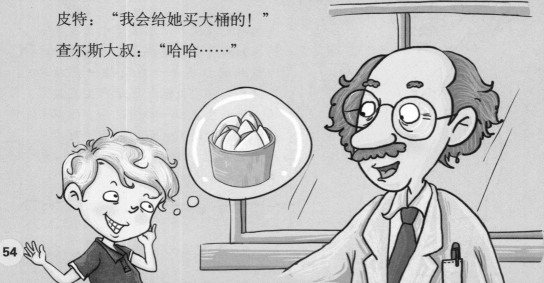

你会口渴吗

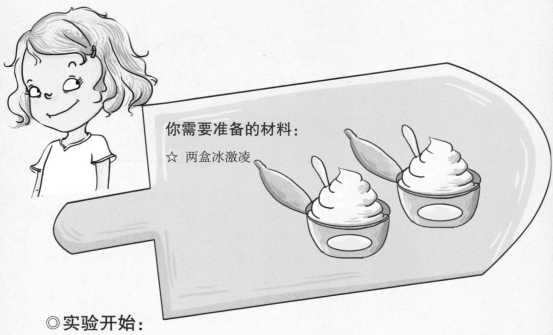

你需要准备的材料：

☆ 两盒冰激凌

◎ **实验开始：**

1. 当你口渴时，吃完一盒冰激凌；

2. 过上10分钟，感觉自己是否更加口渴了；

3. 如果是的话，再继续吃下一盒，然后感觉怎么样？

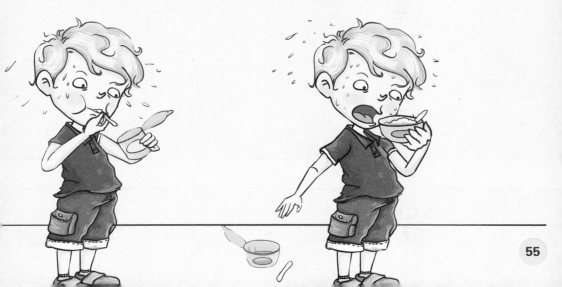

◎有趣的发现：

你会发现，吃完冰激凌比不吃冰激凌之前更加口渴了。

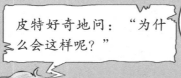

皮特好奇地问："为什么会这样呢？"

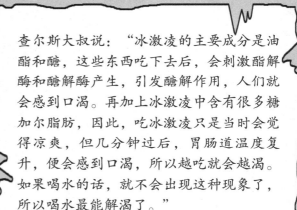

查尔斯大叔说："冰激凌的主要成分是油酯和醣，这些东西吃下去后，会刺激酯解酶和醣解酶产生，引发醣解作用，人们就会感到口渴。再加上冰激凌中含有很多糖加尔脂肪，因此，吃冰激凌只是当时会觉得凉爽，但几分钟过后，胃肠道温度复升，便会感到口渴，所以越吃就会越渴。如果喝水的话，就不会出现这种现象了，所以喝水最能解渴了。"

在我们的周围有很多人不爱喝水或者是没有养成按时喝水的习惯，这对我们的身体损害非常大。而且，大家要记住一点，千万不要等到口渴的时候再喝水，因为那代表身体已经是处于缺水状态很长一段时间了，即使喝了水，也无法弥补长时间缺水造成的伤害。所以，我们一定要养成按时喝水的习惯。

威廉："哈哈……"

查尔斯大叔："你笑什么？"

威廉："这个狂吃冰激凌的实验，对于我这种酷爱冰激凌的人来说，简直是个好事。"

查尔斯大叔："唉，你真是无药可救了。"

你怕痒吗

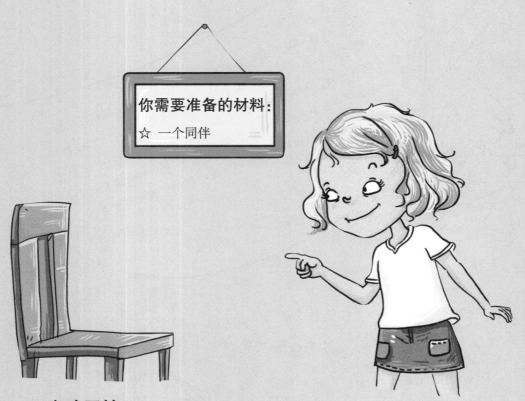

你需要准备的材料：

☆ 一个同伴

◎ **实验开始：**

1. 同伴和你各自挠自己的胳肢窝，看看是否会痒；

2. 再挠彼此的胳肢窝，看看是否会痒。

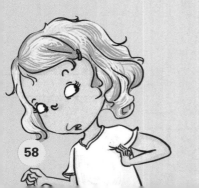

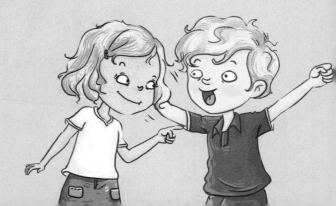

◎ 有趣的发现：

你会发现，人挠自己的胳肢窝不觉得痒，而被别人挠则会痒得受不了。

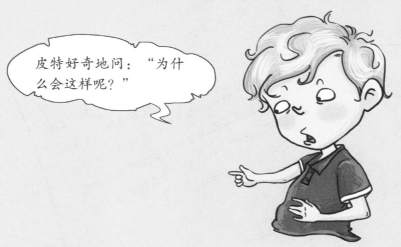

皮特好奇地问："为什么会这样呢？"

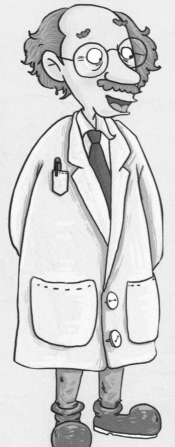

查尔斯大叔说："痒其实是我们对皮肤反应的一种防卫机制，也是一种应激反射，皮肤上怕痒的部位一般都是人的要害部位且神经末梢密集，比如腋窝和脚心。这些敏感部位如果被外物碰到，就察觉到潜在的威胁，感觉到痒就是要告诉你，应该躲避这种威胁。自己的手当然对自己没有任何威胁了，自然也就不会痒了。"

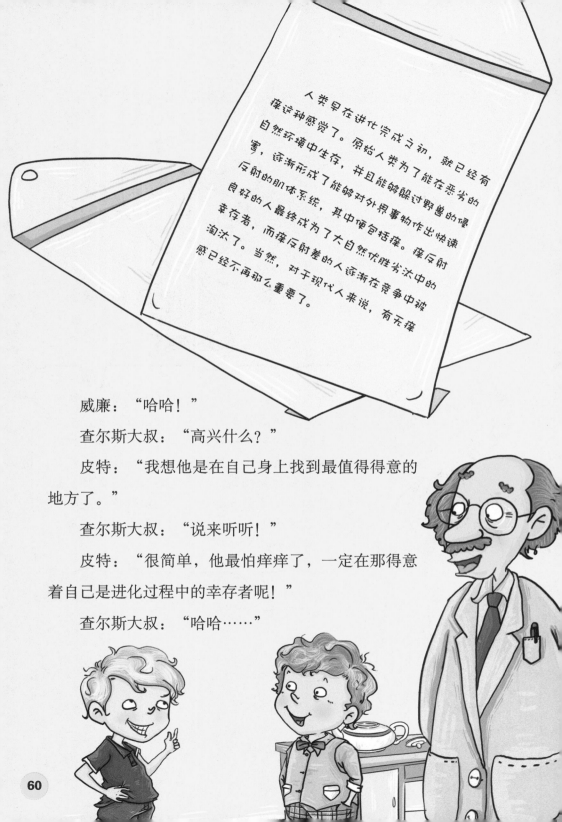

人类早在进化完成之初，就已经有痒这种感觉了。原始人类为了能在恶劣的自然环境中生存，并且能够躲过野兽的伤害，逐渐形成了能够对外界事物作出快速反射的肌体系统，其中便包括痒。痒反射良好的人最终成为了大自然优胜劣汰中的幸存者，而痒反射差的人逐渐在竞争中被淘汰了。当然，对于现代人来说，有无痒感已经不再那么重要了。

威廉："哈哈！"

查尔斯大叔："高兴什么？"

皮特："我想他是在自己身上找到最值得得意的地方了。"

查尔斯大叔："说来听听！"

皮特："很简单，他最怕痒痒了，一定在那得意着自己是进化过程中的幸存者呢！"

查尔斯大叔："哈哈……"

膝跳反射

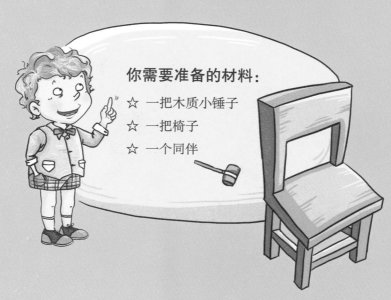

你需要准备的材料：

☆ 一把木质小锤子

☆ 一把椅子

☆ 一个同伴

◎ **实验开始：**

1. 坐在椅子上，一条腿着地，另一条腿自然地搭在这条腿上；

2. 同伴用小锤子轻击你膝盖下方的韧带；

3. 看看腿有什么反应。

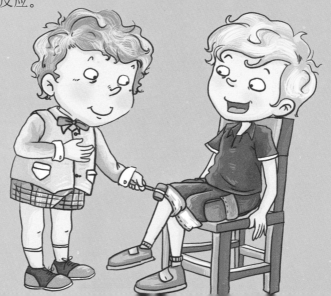

◎有趣的发现：

在膝半屈和小腿自由下垂时，轻快地叩击膝部，你发现小腿会作出急速前踢的反应。

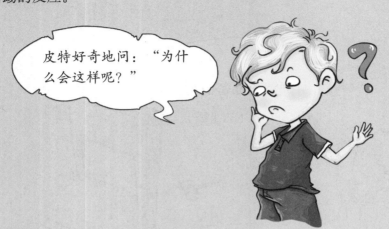

皮特好奇地问："为什么会这样呢？"

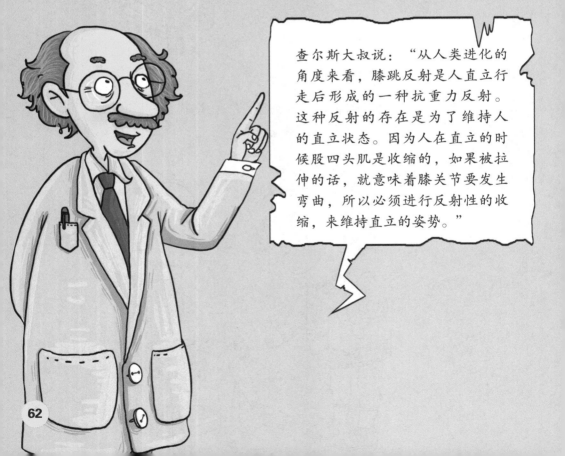

查尔斯大叔说："从人类进化的角度来看，膝跳反射是人直立行走后形成的一种抗重力反射。这种反射的存在是为了维持人的直立状态。因为人在直立的时候股四头肌是收缩的，如果被拉伸的话，就意味着膝关节要发生弯曲，所以必须进行反射性的收缩，来维持直立的姿势。"

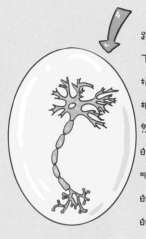

膝跳反射是人体所有反射中，最简单的一种反射。膝跳反射的过程一般先从作为感受器的膝盖开始，当膝关节下方的肌腱受到外界的叩击时，会快速地牵拉肌肉，然后把来自外界的刺激传给神经，再由神经传给中枢系统，中枢系统处理了这个信号之后会立即向传回神经发送指令，然后作为效应器的小腿在接到指令后，会按指令做出踢起的动作。膝跳反射的强弱一般受中枢神经系统的直接影响，从它反应的强弱和快慢中，都可以看出中枢神经系统的功能状态，所以医生们常用膝跳反射来检查病人的中枢神经系统是否正常。

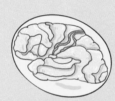

皮特："为什么我就没有膝跳反射？"

查尔斯大叔："看来你的中枢神经出问题了！"

皮特："啊……不会吧，那会不会很严重呢？"

查尔斯大叔："这个嘛……还需要进一步的医学检查才能下定论。"

皮特："啊……"

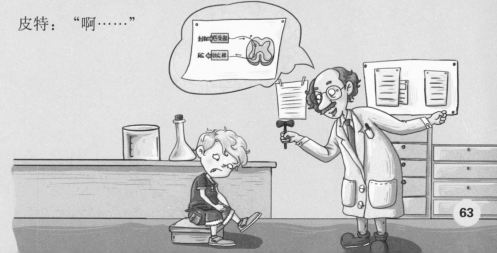

眨眼的秘密

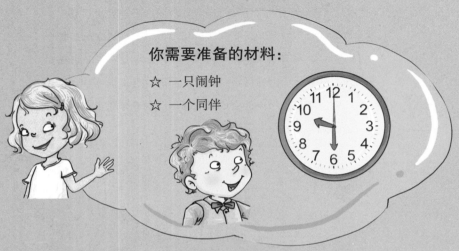

你需要准备的材料：

☆ 一只闹钟

☆ 一个同伴

◎ **实验开始：**

1．让同伴设置闹铃，计时一分钟；

2．让同伴观察你一分钟内的眨眼次数；

3．努力不眨眼，看会出现什么情况。

◎有趣的发现：

你会发现，正常情况下平均每分钟要眨眼十几次。如果努力不眨眼，则会感觉到眼睛酸涩困倦。

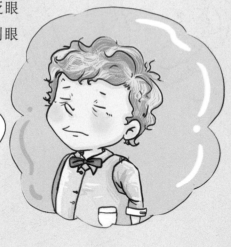

皮特好奇地说："好像是这样啊！"

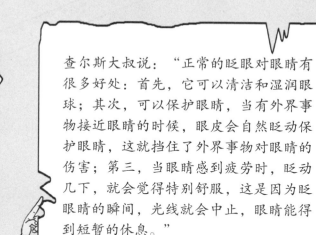

查尔斯大叔说："正常的眨眼对眼睛有很多好处：首先，它可以清洁和湿润眼球；其次，可以保护眼睛，当有外界事物接近眼睛的时候，眼皮会自然眨动保护眼睛，这就挡住了外界事物对眼睛的伤害；第三，当眼睛感到疲劳时，眨动几下，就会觉得特别舒服，这是因为眨眼睛的瞬间，光线就会中止，眼睛能得到短暂的休息。"

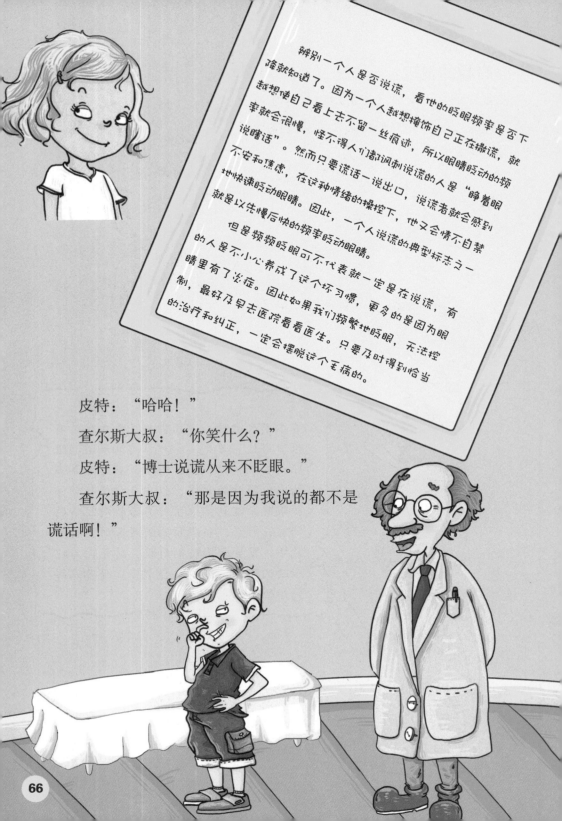

辨别一个人是否说谎，看他的眨眼频率是否下降就知道了。因为一个人越想掩饰自己正在撒谎，越想使自己看上去不留一丝痕迹，所以眼睛眨动的频率就会很慢，怪不得人们都讽刺说谎的人是"睁着眼说瞎话"。然而只要谎话一说出口，说谎者就会感到不安和焦虑，在这种情绪的操控下，他又会情不自禁地快速眨动眼睛。因此，一个人说谎的典型标志之一就是以先慢后快的频率眨动眼睛。

但是频频眨眼可不代表就一定是在说谎，有的人是不小心养成了这个坏习惯，更多的是因为眼睛里有了炎症。因此如果我们频繁地眨眼，无法控制，最好及早去医院看看医生。只要及时得到恰当的治疗和纠正，一定会摆脱这个毛病的。

皮特："哈哈！"

查尔斯大叔："你笑什么？"

皮特："博士说谎从来不眨眼。"

查尔斯大叔："那是因为我说的都不是谎话啊！"

会变的身高

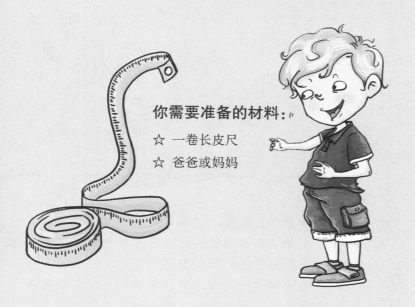

你需要准备的材料:

☆ 一卷长皮尺

☆ 爸爸或妈妈

◎ **实验开始:**

1. 早晨让爸爸或妈妈用皮尺帮助测量自己的身高;

2. 晚上再测量一次;

3. 比较两次结果。

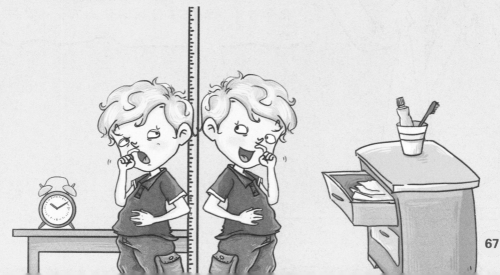

◎ 有趣的发现：

你会发现，早晨身高要比晚上的身高高1厘米左右。

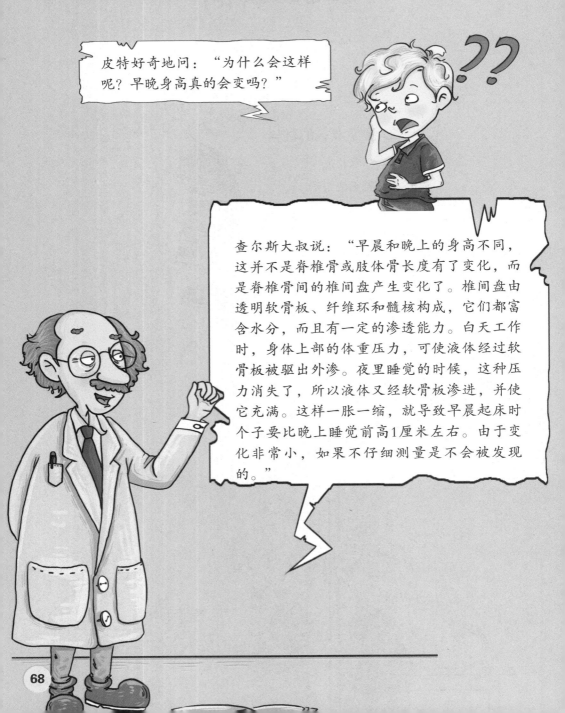

皮特好奇地问："为什么会这样呢？早晚身高真的会变吗？"

查尔斯大叔说："早晨和晚上的身高不同，这并不是脊椎骨或肢体骨长度有了变化，而是脊椎骨间的椎间盘产生变化了。椎间盘由透明软骨板、纤维环和髓核构成，它们都富含水分，而且有一定的渗透能力。白天工作时，身体上部的体重压力，可使液体经过软骨板被驱出外渗。夜里睡觉的时候，这种压力消失了，所以液体又经软骨板渗进，并使它充满。这样一胀一缩，就导致早晨起床时个子要比晚上睡觉前高1厘米左右。由于变化非常小，如果不仔细测量是不会被发现的。"

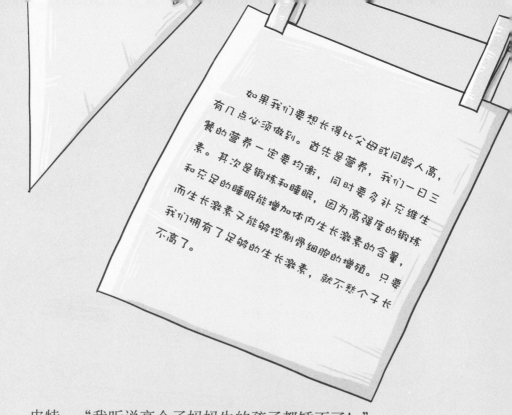

如果我们要想长得比父母或同龄人高，有几点必须做到。首先是营养，我们一日三餐的营养一定要均衡，同时要多补充维生素。其次是锻炼和睡眠，因为高强度的锻炼和充足的睡眠能增加体内生长激素的含量，而生长激素又能够控制骨细胞的增殖。只要我们拥有了足够的生长激素，就不愁个子长不高了。

皮特："我听说高个子妈妈生的孩子都矮不了！"

查尔斯大叔："但是高个子的妈妈毕竟不多。"

皮特："所以嘛，我希望那些高个子的妈妈多生孩子！"

查尔斯大叔："为什么？"

皮特："这样许多年后我们的国家就变成巨人国了！"

查尔斯大叔："哈哈……"

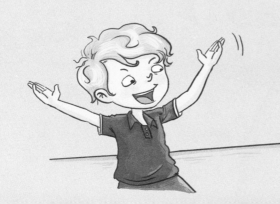

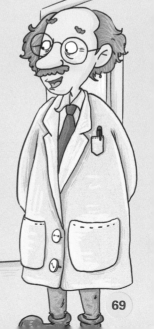

舌头无法分辨味道了

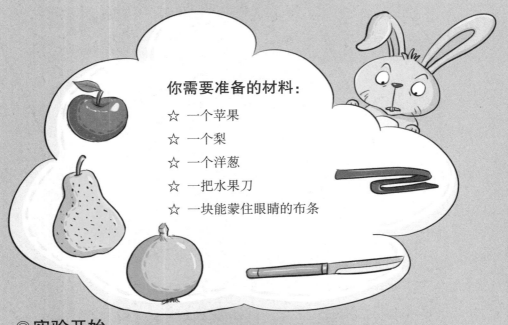

你需要准备的材料:

☆ 一个苹果

☆ 一个梨

☆ 一个洋葱

☆ 一把水果刀

☆ 一块能蒙住眼睛的布条

◎ **实验开始:**

1. 用水果刀将苹果、梨和洋葱切成大小相等的小片;

2. 用布条将眼睛蒙上,捏住你的鼻子;

3. 让你的同伴分别将苹果片、梨片和洋葱片放到你的舌头中间部位,千万不要嚼,让舌头去分辨它们的味道。

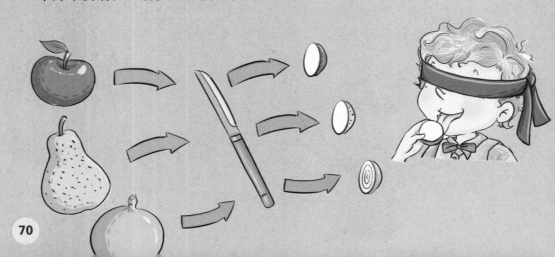

◎有趣的发现:

你会发现，你几乎无法用舌头分辨出它们的味道。

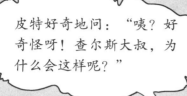

皮特好奇地问："咦？好奇怪呀！查尔斯大叔，为什么会这样呢？"

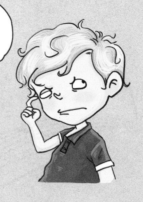

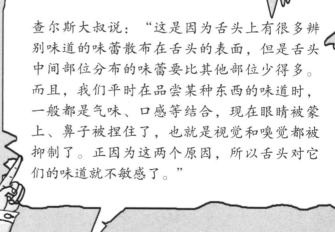

查尔斯大叔说："这是因为舌头上有很多辨别味道的味蕾散布在舌头的表面，但是舌头中间部位分布的味蕾要比其他部位少得多。而且，我们平时在品尝某种东西的味道时，一般都是气味、口感等结合，现在眼睛被蒙上、鼻子被捏住了，也就是视觉和嗅觉都被抑制了。正因为这两个原因，所以舌头对它们的味道就不敏感了。"

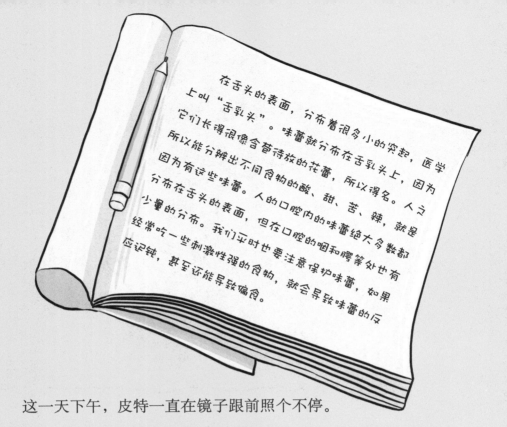

在舌头的表面，分布着很多小的突起，医学上叫"舌乳头"。味蕾就分布在舌乳头上，因为它们长得很像含苞待放的花蕾，所以得名。人之所以能分辨出不同食物的酸、甜、苦、辣，就是因为有这些味蕾。人的口腔内的味蕾绝大多数都分布在舌头的表面，但在口腔的咽和腭等处也有少量的分布。我们平时也要注意保护味蕾，如果经常吃一些刺激性强的食物，就会导致味蕾的反应迟钝，甚至还能导致偏食。

这一天下午，皮特一直在镜子跟前照个不停。

妈妈："皮特，你哪里受伤了吗？怎么一直在照镜子呢？"

皮特："我在看我舌头上的味蕾呢！但我照了半天也没看到那些长得像花蕾一样的东西……看来，我还得去找找查尔斯大叔问问清楚！"

妈妈："……"

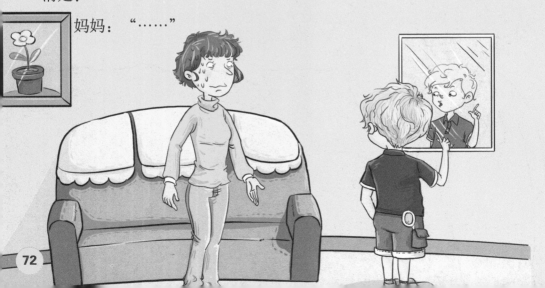

望梅止渴

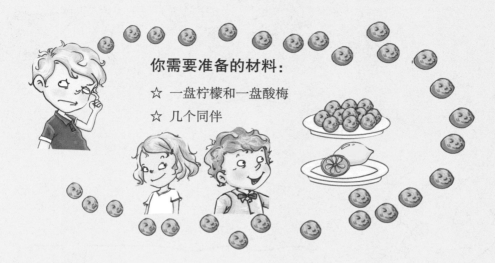

你需要准备的材料：

☆ 一盘柠檬和一盘酸梅

☆ 几个同伴

◎实验开始：

1. 把盛有柠檬和酸梅的盘子放在桌子上；
2. 等待同伴们进门后发现以上物品，然后观察同伴们的表情。

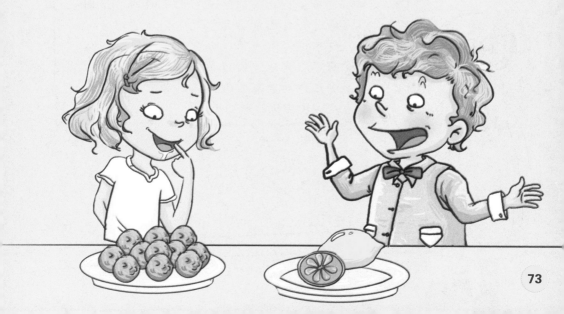

◎有趣的发现：

你会发现，同伴们在看到柠檬和酸梅后会有咽口水的动作。

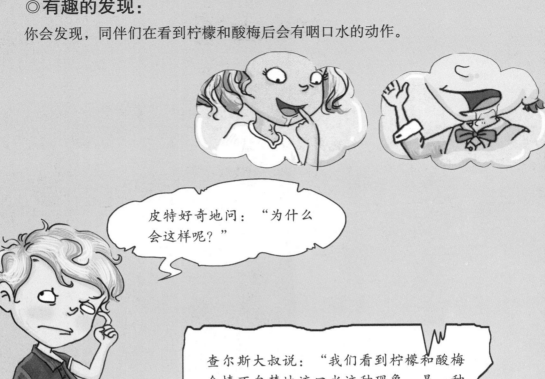

皮特好奇地问："为什么会这样呢？"

查尔斯大叔说："我们看到柠檬和酸梅会情不自禁地流口水这种现象，是一种条件反射，其中起关键作用的是神经。为什么呢？大家都知道柠檬和梅子是很酸的食物，我们知道它们是酸的，是因为过去自己亲自品尝过它们。所以，即使不吃，看一眼也会觉得它们很酸，从而不自觉地流出口水来。这种条件反射现象是动物在长期生活过程中，为了适应环境变化而形成的。"

很多年前的一个夏天，曹操率领部队去讨伐张绣。

天气热得出奇，到了中午时分，士兵们的衣服都湿透了，行军的速度也慢了下来，有几个体弱的士兵竟晕倒在路边。

曹操担心误了战机，立刻叫来向导，悄悄问他："这附近可有水源？"向导摇摇头说："泉水在山谷的那一边，要绕道过去，还有很远的路程。"曹操看了看前边的树林，沉思了一会儿，对向导说："你什么也别说，我来想办法。"他知道此刻即便下令，要求部队加快速度也无济于事。于是，曹操脑筋一转，办法来了。他一夹马肚子，快速赶到队伍前面，用马鞭指着前方说："士兵们，前面有一大片梅林，那里的梅子又大又好吃，我们快点赶路，绕过这个山丘就到梅林了！"士兵们一听有梅子，仿佛已经吃到了嘴里，顿时精神大振，步伐不由得加快了许多。结果，大军很快到达了目的地。

皮特："我怎么看见酸梅和柠檬都没反应？"

查尔斯大叔："因为你不够渴。"

皮特："不对！那是因为我根本就不喜欢它们！"

查尔斯大叔："……"

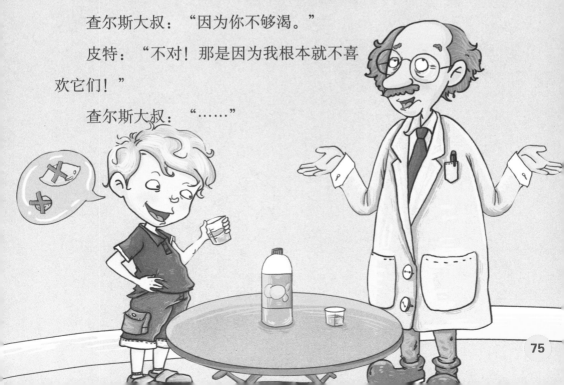

牙齿的形状

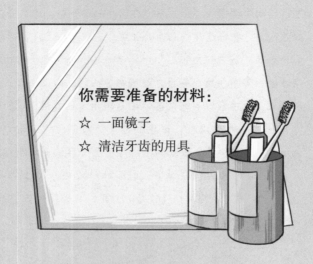

你需要准备的材料：

☆ 一面镜子

☆ 清洁牙齿的用具

◎ **实验开始：**

1. 清洁自己的牙齿；

2. 在镜子中观察自己的牙齿。

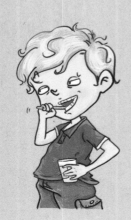

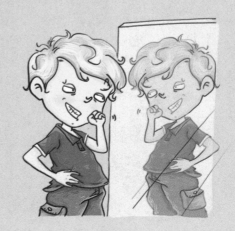

◎有趣的发现：

你会发现，牙齿的形状各有不同，有单薄的单牙，也有厚实的臼齿。

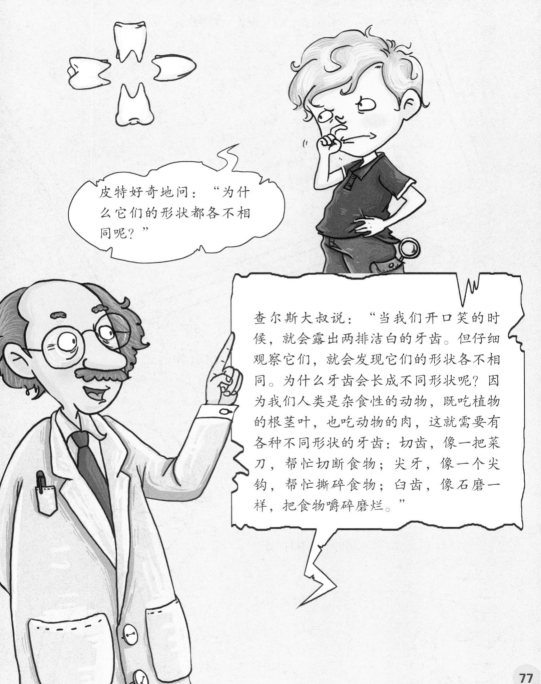

皮特好奇地问："为什么它们的形状都各不相同呢？"

查尔斯大叔说："当我们开口笑的时候，就会露出两排洁白的牙齿。但仔细观察它们，就会发现它们的形状各不相同。为什么牙齿会长成不同形状呢？因为我们人类是杂食性的动物，既吃植物的根茎叶，也吃动物的肉，这就需要有各种不同形状的牙齿：切齿，像一把菜刀，帮忙切断食物；尖牙，像一个尖钩，帮忙撕碎食物；臼齿，像石磨一样，把食物嚼碎磨烂。"

虽然我们嘴巴里的臼齿像石磨一样，能把食物嚼碎磨烂，但是，它们也是最容易变成蛀牙的。这是因为，我们平时都或多或少食用一些糖，如果吃完糖没有及时地刷牙或漱口，这样糖分就会残留在那些最大的臼齿里，牙齿表面的牙菌斑中的细菌会和糖分或淀粉发生化学反应，产生腐蚀牙齿的物质，过不了多久牙齿上就会形成小蛀斑，继续发展下去就会形成牙洞了，也就是蛀牙。所以说，蛀牙并不是什么小虫导致的，而是从小蛀斑慢慢发展来的。为了防止蛀牙的产生，我们就得注意口腔的卫生。

皮特："我有两颗龋齿。"

查尔斯大叔："那还不赶紧去治疗！"

皮特："不，我要留着！我要让人们知道我的爸爸妈妈是多么不负责任！"

查尔斯大叔："怎么回事？"

皮特："他们就不应该让我吃那么多糖！"

查尔斯大叔："我觉得你更应该反思自己吃完糖总偷偷躲避刷牙和漱口吧！"

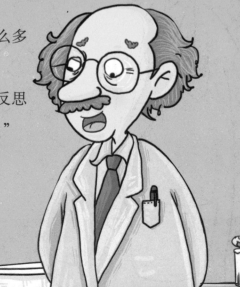

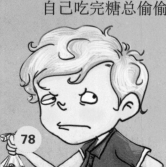

犯困的秘密

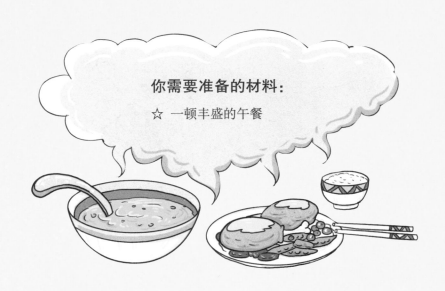

你需要准备的材料：

☆ 一顿丰盛的午餐

◎ 实验开始：

1．吃一顿午餐，一定要吃饱；

2．坐一会儿，感觉自己身体发生的反应。

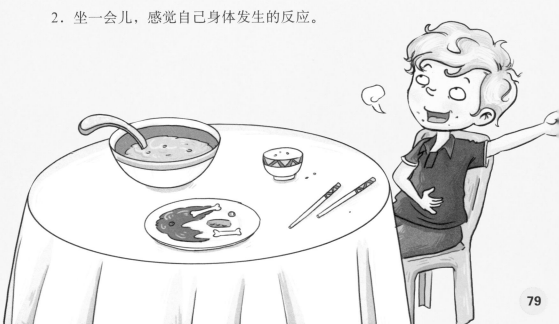

◎ 有趣的发现：

你会发现，午餐吃饱后，不一会儿身体就开始有些疲倦，非常困，想睡觉。

皮特好奇地问："为什么中午吃饱饭就犯困呢？"

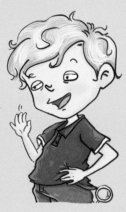

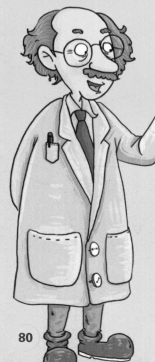

查尔斯大叔说："当人饥饿的时候，血液中的葡萄糖含量就会降低，下丘脑神经细胞也会比平时活跃，这是为了让我们保持头脑清醒和身体敏捷。而中午吃饱饭后，血液中的葡萄糖含量会达到高血糖水平，这时那些保持清醒和思维敏捷功能的脑细胞暂时会失去功能。另外吃饱饭后，身体为了保证食物的消化，大部分血液都会跑到消化系统中，从而导致大脑的血液相对减少，人就会产生困意，想睡觉了。"

从营养的角度来看，"早餐要吃好，午餐要吃饱，晚餐要吃少"的说法是有一定科学依据的。早餐和午餐占去全天热能的近三分之二，午餐的碳水化合物要足够，这样才能提供脑力劳动所需要的糖分。碳水化合物主要来自谷类，因此午餐最好选择淀粉含量高的谷类，如米饭、面条等；避免食用含蔗糖较多的食物，甜食、饮料等容易引起肥胖，不宜作为主食。除了选择谷类，午餐中若有粗粮就更好了，这样下午的血糖会更稳定，释放缓慢，使大脑中的糖来源更持久。粗粮可选择玉米、红薯等。晚上人的运动量不大，能量没什么损耗，加上晚餐离睡觉的时间短，吃多了不容易消化，会积在胃里，所以晚上要少吃一点容易消化的食物。因此，大家不吃早餐、贪吃零食的做法对身体是有害的。

皮特："我讨厌在午餐时把肚子填饱。"

查尔斯大叔："为什么？"

皮特："因为吃饱了以后太困了！"

查尔斯大叔："那就睡觉啊！"

皮特："我还想玩游戏呢！"

查尔斯大叔："玩游戏要有节制，不能耽误正常的学习和休息！"

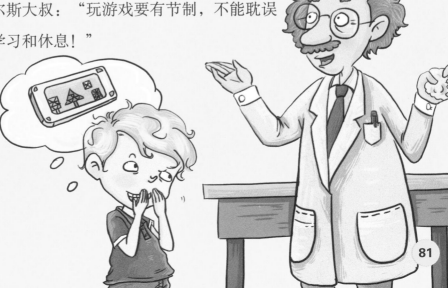

两个鼻孔

你需要准备的材料：

☆ 一面镜子

☆ 一盒干净的卫生棉球

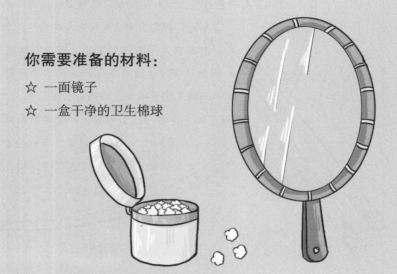

◎实验开始：

1．在镜子里观察自己的鼻孔；

2．用卫生棉球塞住其中一个鼻孔，十几分钟之后，看身体有什么感觉。

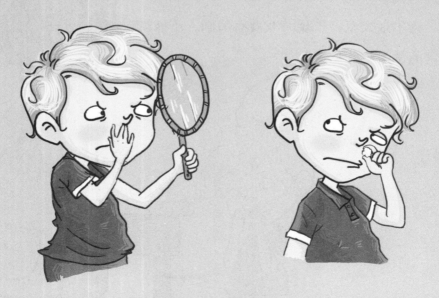

◎ 有趣的发现：

你会发现，当用卫生棉球塞住一个鼻孔十几分钟后，胸部有一点闷闷的感觉，呼吸不是特别顺畅。

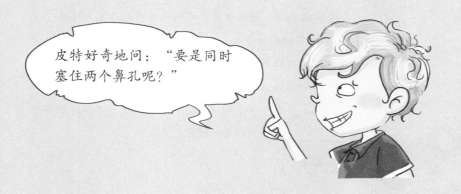

皮特好奇地问："要是同时塞住两个鼻孔呢？"

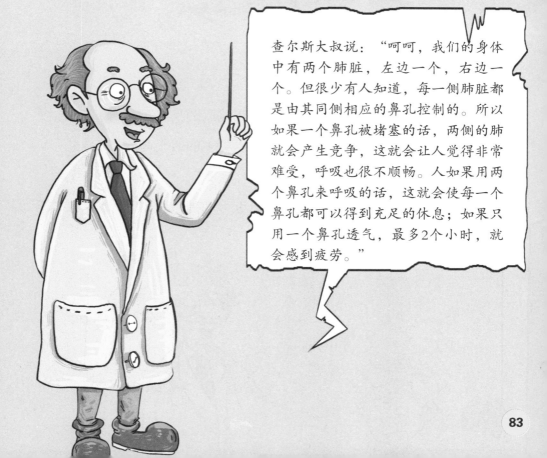

查尔斯大叔说："呵呵，我们的身体中有两个肺脏，左边一个，右边一个。但很少有人知道，每一侧肺脏都是由其同侧相应的鼻孔控制的。所以如果一个鼻孔被堵塞的话，两侧的肺就会产生竞争，这就会让人觉得非常难受，呼吸也很不顺畅。人如果用两个鼻孔来呼吸的话，这就会使每一个鼻孔都可以得到充足的休息；如果只用一个鼻孔透气，最多2个小时，就会感到疲劳。"

鼻子在为人体供氧的过程中，具有很重要的作用。鼻子不仅是氧气进入人体内部的"交通要道"，同时它还负责排放出体内的二氧化碳，因此鼻子是我们身体上一个不可缺少的器官。当我们在夜间睡眠时，用两个鼻孔呼吸可以保持通气的顺畅，保证睡眠质量。处于睡眠状态的人体对氧气的需求量不是很大，即使我们因睡眠姿势不恰当而导致一个鼻孔暂时不通，只用另一个鼻孔呼吸，也不会造成呼吸不畅。但是如果需要长时间的睡眠，最好还是保持一个正确的睡姿。一般而言，右侧卧就是一种比较科学的睡姿。

皮特："我总是鼻子不通气！"

查尔斯大叔："说不定是你爱生气造成的！"

皮特："难道鼻子就不知道我需要更多的氧气吗？"

查尔斯大叔："要那么多氧气干什么？"

皮特："因为一个生气的人需要更多的气！"

查尔斯大叔："哈哈……"

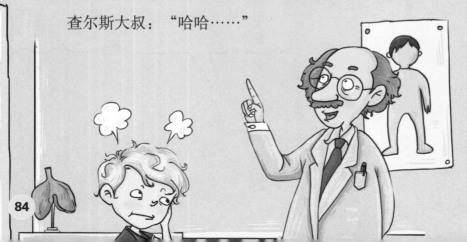

牙齿隐藏的秘密

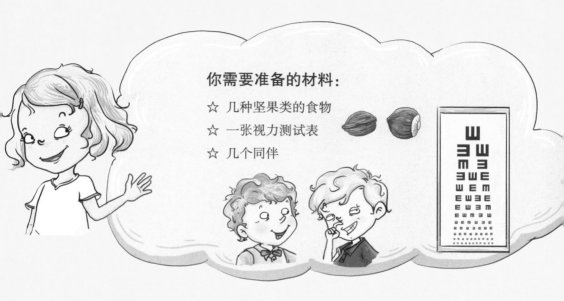

你需要准备的材料：

☆ 几种坚果类的食物

☆ 一张视力测试表

☆ 几个同伴

◎ **实验开始：**

1. 让同伴们品尝坚果，仔细观察谁的牙齿更结实；

2. 然后分别测试他们的视力。

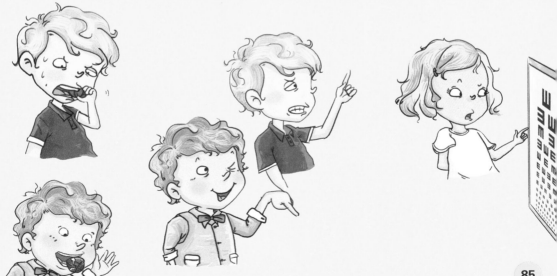

◎有趣的发现：

你会发现，那些牙齿利索、结实的同伴，他们的视力往往好于那些咬不动坚果的人。也就是说，牙齿好、喜欢吃硬食的人一般视力较好，而视力差的人，牙齿的咬合力量往往较正常人低。

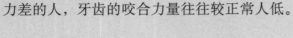

威廉好奇地问："为什么会这样呢？"

皮特："明天我让我妈买一袋坚果回来，试试我的咬合力！"

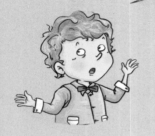

查尔斯大叔说："牙齿在咀嚼食物的时候，会带动口腔肌肉一起活动。当我们吃比较硬的食物时，颌面部的肌肉就会加强自身的收缩力度，这时通过牙齿传入中枢神经的冲动信号也随之加强，中枢神经系统的整体调控能力也会有所加强，对视力的调控能力就包括在内。所以牙齿好的人呢，通常视力、体质也比较好。"

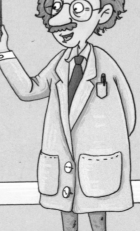

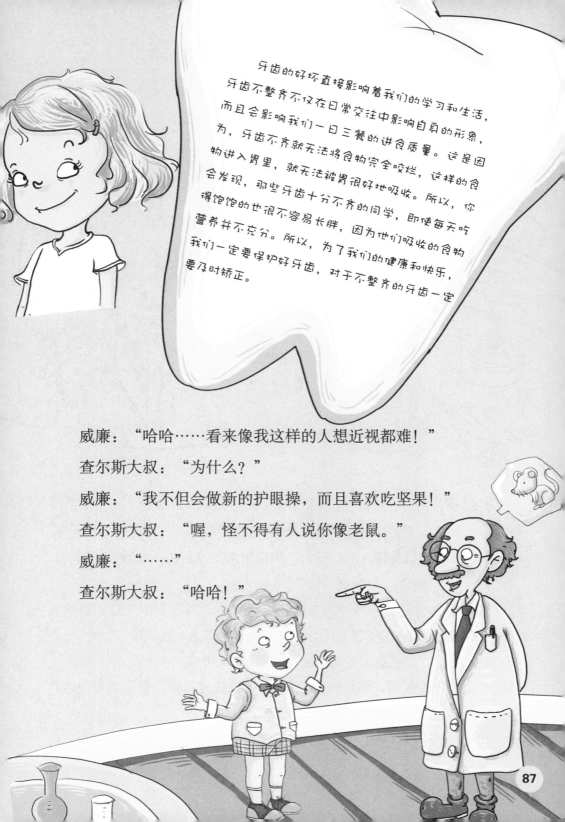

牙齿的好坏直接影响着我们的学习和生活，牙齿不整齐不仅在日常交往中影响自身的形象，而且会影响我们一日三餐的进食质量。这是因为，牙齿不齐就无法将食物完全咬烂，这样的食物进入胃里，就无法被胃很好地吸收。所以，你会发现，那些牙齿十分不齐的同学，即使每天吃得饱饱的也很不容易长胖，因为他们吸收的食物营养并不充分。所以，为了我们的健康和快乐，我们一定要保护好牙齿，对于不整齐的牙齿一定要及时矫正。

威廉："哈哈……看来像我这样的人想近视都难！"

查尔斯大叔："为什么？"

威廉："我不但会做新的护眼操，而且喜欢吃坚果！"

查尔斯大叔："喔，怪不得有人说你像老鼠。"

威廉："……"

查尔斯大叔："哈哈！"

87

伸缩的肺

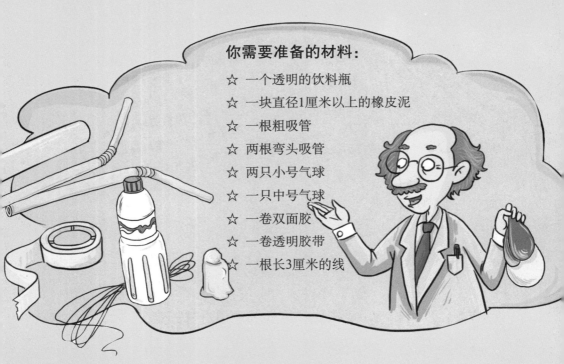

你需要准备的材料：

☆ 一个透明的饮料瓶

☆ 一块直径1厘米以上的橡皮泥

☆ 一根粗吸管

☆ 两根弯头吸管

☆ 两只小号气球

☆ 一只中号气球

☆ 一卷双面胶

☆ 一卷透明胶带

☆ 一根长3厘米的线

◎ **实验开始：**

1．剪掉饮料瓶下面的一段作为人体的"胸腔"；

2．将两根弯头吸管插入粗吸管内，周围用橡皮泥封住，保证它不漏气，作为人体的"喉管"与两根"气管"；

3．在两根弯头吸管的另一端先粘一层双面胶，再套上小气球，用线缠好，把小气球固定在吸管上，然后向两边弯曲作为两片"肺"；

4．旋下瓶盖，在瓶盖上钻与粗吸管相同直径的圆孔；

5．将粗吸管由瓶内向瓶口伸出2厘米，用橡皮泥填塞，把粗吸管固定在瓶口，保证它不漏气，旋上钻孔的瓶盖；

6．在塑料瓶下沿口缠上一层双面胶，然后剪下中号气球的下半部分，用透明胶带在橡皮膜中间粘一根细线，使气球橡皮膜黏合在壁沿口的双面胶上，再在其外面缠上两层透明胶带将橡皮膜固定住；

7．用手向下轻拉橡皮膜，你会发现什么？当你松开手的时候，又会有什么发现？

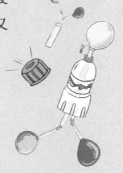

◎ 有趣的发现：

用手向下轻拉橡皮膜，空气通过粗吸管进入，瓶内的小气球鼓起；松开手，小气球放气收缩。

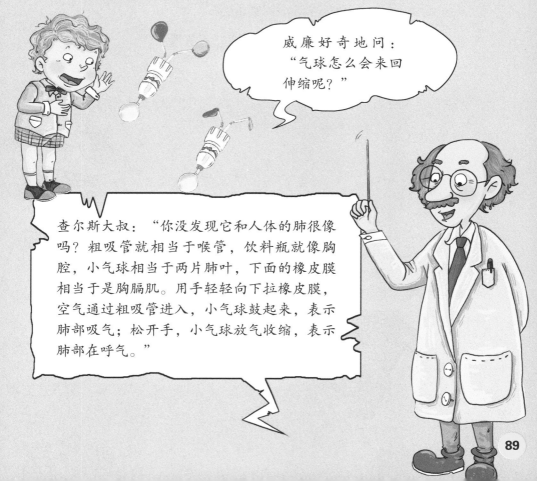

威廉好奇地问："气球怎么会来回伸缩呢？"

查尔斯大叔："你没发现它和人体的肺很像吗？粗吸管就相当于喉管，饮料瓶就像胸腔，小气球相当于两片肺叶，下面的橡皮膜相当于是胸膈肌。用手轻轻向下拉橡皮膜，空气通过粗吸管进入，小气球鼓起来，表示肺部吸气；松开手，小气球放气收缩，表示肺部在呼气。"

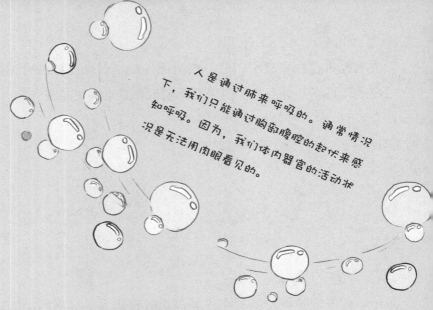

人是通过肺来呼吸的。通常情况下，我们只能通过胸部腹腔的起伏来感知呼吸。因为，我们体内器官的活动状况是无法用肉眼看见的。

皮特："怎样才能增强肺活量呢？"

查尔斯大叔："多做运动，比如跑步。"

皮特："哈哈……我才不会跟鞋子过不去呢！"

查尔斯大叔："那你打算怎么办？"

皮特："很简单，我只需躺在床上练习吹气球就行了！"

查尔斯大叔："……"

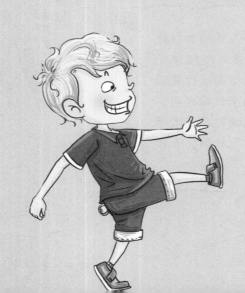

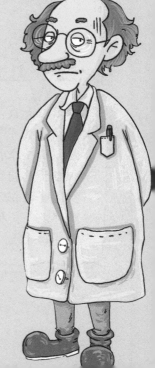

变皱的皮肤

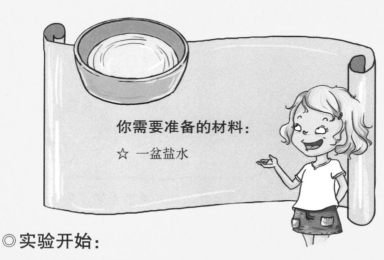

你需要准备的材料：

☆ 一盆盐水

◎**实验开始：**

1. 在家里洗10分钟的澡；

2. 洗完后擦干身体；

3. 观察自己的身体各处皮肤，看有什么变化；

4. 将双手放在盐水当中，泡5分钟后，看有什么变化。

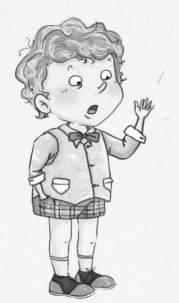

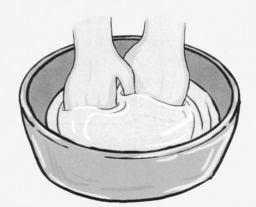

◎有趣的发现：

洗完澡后发现自己的手掌、脚掌上的皮肤皱皱的，表面上有凹有凸。
手、脚的掌趾部位，是全身表皮层最厚的地方，产生褶皱的现象很明
显。而其他地方的皮肤，如脸、胸、手臂等处，因为皮肤较薄就不会这
样。把手放在盐水中泡5分钟后，发现手掌的皮肤开始收紧，恢复原样。

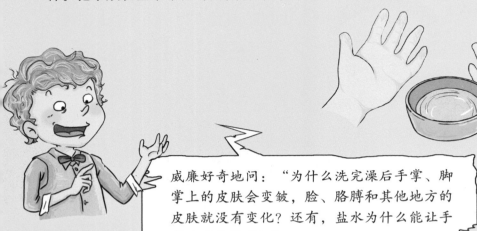

威廉好奇地问："为什么洗完澡后手掌、脚
掌上的皮肤会变皱，脸、胳膊和其他地方的
皮肤就没有变化？还有，盐水为什么能让手
掌又变光滑呢？"

查尔斯大叔："这是因为水有放松、软化皮肤的
作用。我们的皮肤表面有一层薄薄的油脂，可防
止皮肤直接从外界吸水。当我们浸泡在温水或热
水中约半个小时后，这层油脂就会被温水除去，
皮肤就开始吸水了。我们的皮肤表面是表皮层，
当表皮吸了水后，看起来就会有凹有凸，像皱纹
一样。其中，手、脚的掌趾部分，是全身表皮层
最厚的地方，吸水量最大，产生褶皱的现象也最
明显；皮肤的其他部位因表皮层较薄，所以产生
的皱纹也不太明显。而盐水会使表皮中的水排出
去，所以手掌又变得光滑了。"

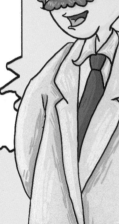

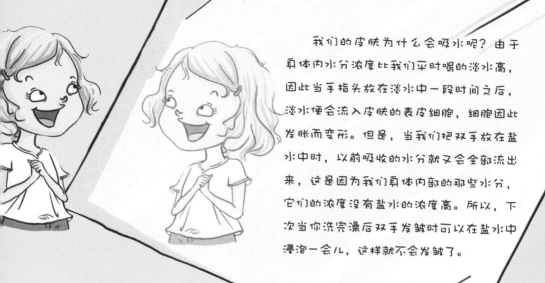

我们的皮肤为什么会吸水呢？由于身体内水分浓度比我们平时喝的淡水高，因此当手指头放在淡水中一段时间之后，淡水便会流入皮肤的表皮细胞，细胞因此发胀而变形。但是，当我们把双手放在盐水中时，以前吸收的水分就又会全部流出来，这是因为我们身体内部的那些水分，它们的浓度没有盐水的浓度高。所以，下次当你洗完澡后双手发皱时可以在盐水中浸泡一会儿，这样就不会发皱了。

皮特："我想我知道答案了！"

查尔斯大叔："什么答案？"

皮特："关于我表姐皱纹多的答案。"

查尔斯大叔："你不会是……"

皮特："是的，那个臭美的家伙一定是澡洗多了。"

93

冬天你的眼睛会冷吗

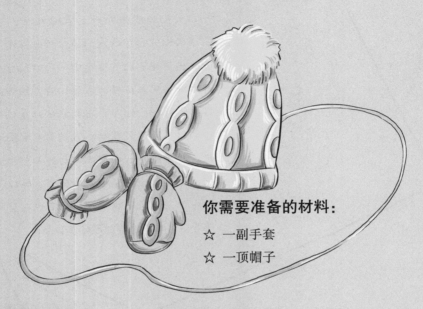

你需要准备的材料：

☆ 一副手套

☆ 一顶帽子

◎实验开始：

1. 冬天的早晨，戴好手套和帽子走到室外；

2. 5分钟后摘掉手套和帽子；

3. 感觉到手和头冷的时候，看看眼睛会不会冷。

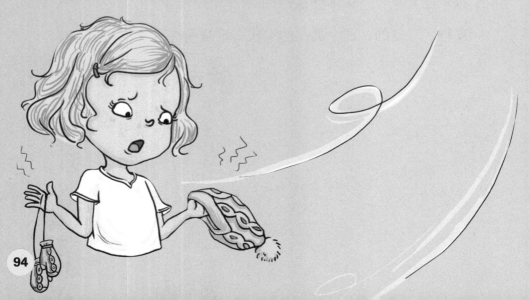

◎ 有趣的发现：

当手和头失去手套和帽子的保护后，会觉得很冷，但眼睛却自始至终都没事。

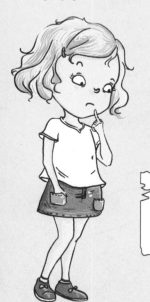

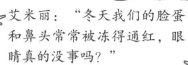
威廉好奇地问："为什么在冬天眼睛就不冷呢？"

艾米丽："冬天我们的脸蛋和鼻头常常被冻得通红，眼睛真的没事吗？"

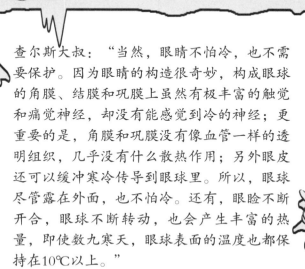
查尔斯大叔："当然，眼睛不怕冷，也不需要保护。因为眼睛的构造很奇妙，构成眼球的角膜、结膜和巩膜上虽然有极丰富的触觉和痛觉神经，却没有能感觉到冷的神经；更重要的是，角膜和巩膜没有像血管一样的透明组织，几乎没有什么散热作用；另外眼皮还可以缓冲寒冷传导到眼球里。所以，眼球尽管露在外面，也不怕冷。还有，眼睑不断开合，眼球不断转动，也会产生丰富的热量，即使数九寒天，眼球表面的温度也都保持在10℃以上。"

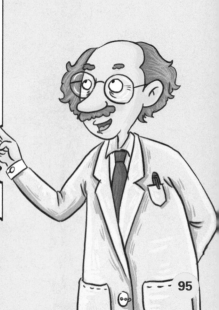

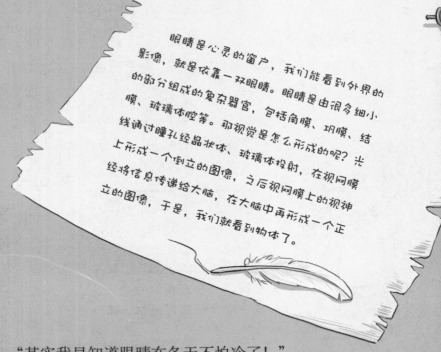

眼睛是心灵的窗户，我们能看到外界的影像，就是依靠一双眼睛。眼睛是由很多细小的部分组成的复杂器官，包括角膜、巩膜、结膜、玻璃体腔等。那视觉是怎么形成的呢？光线通过瞳孔经晶状体、玻璃体投射，在视网膜上形成一个倒立的图像，之后视网膜上的视神经将信息传递给大脑，在大脑中再形成一个正立的图像，于是，我们就看到物体了。

皮特："其实我早知道眼睛在冬天不怕冷了！"

查尔斯大叔："是吗？"

皮特："当然了，如果眼睛怕冷的话，那冬天就要戴上眼罩了，这样我们还怎么看东西呢？所以，我知道眼睛一定不怕冷！"

查尔斯大叔："哈哈哈……我只能说你是个地地道道的怪才！"

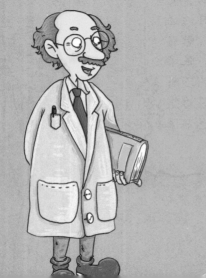

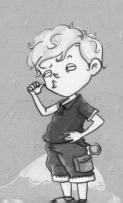

流出的"水"

你需要准备的材料：

☆ 一件棉衣

☆ 一顶帽子

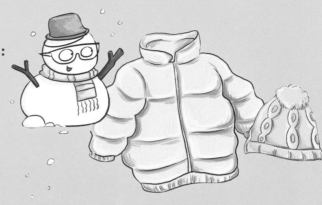

◎实验开始：

1. 在温暖的室内穿上棉衣戴上帽子；

2. 5分钟后，看看身体有什么变化；

3. 然后到室外做10分钟运动，看看身体有什么变化。

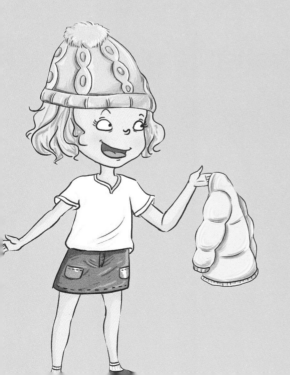

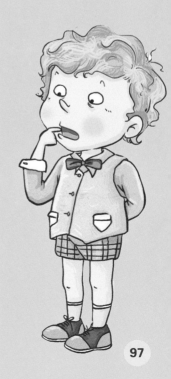

◎有趣的发现：

在温暖的室内身体很快就出汗了，身体和头发都有汗珠。到室外做运动后，身体的汗更多。

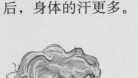

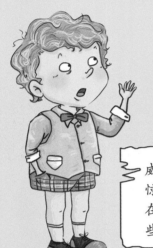

威廉好奇地问："当我们进行激烈运动或受到惊吓时，身上都会出汗。炎热的夏天，特别是在三伏天进行球赛，我们还会大汗淋漓呢。这些，又是怎么回事呢？"

查尔斯大叔："要知道，汗液是由汗腺分泌出来的。人的身体上有两种汗腺：一种是大汗腺，分布在腋窝、乳房、肚脐、大腿根等处，开口于毛根附近；另一种小汗腺分布在全身各处，开口于表皮。汗液是无色透明的，一般情况下，只有少数汗腺参加分泌活动，所排出的汗液也不多，不易被人觉察。而在非常炎热或是运动量非常大的情况下，每小时的排汗量可达1.5升。"

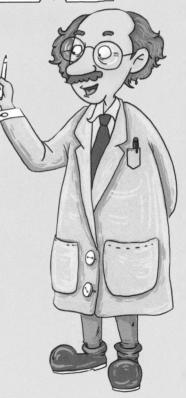

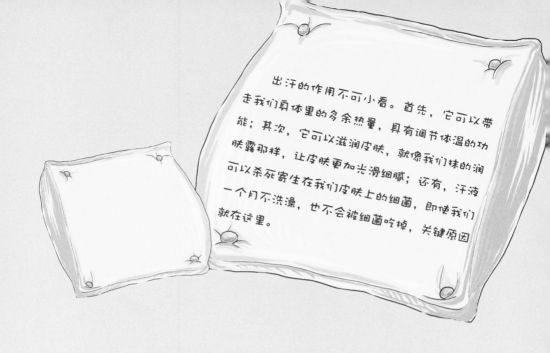

出汗的作用不可小看。首先，它可以带走我们身体里的多余热量，具有调节体温的功能；其次，它可以滋润皮肤，就像我们抹的润肤露那样，让皮肤更加光滑细腻；还有，汗液可以杀死寄生在我们皮肤上的细菌，即使我们一个月不洗澡，也不会被细菌吃掉，关键原因就在这里。

皮特："我为什么很少出汗？"

查尔斯大叔："睡懒觉怎么会出汗呢？"

皮特："……"

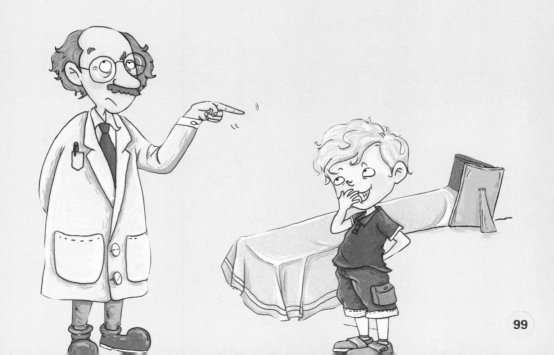

不一样的指纹

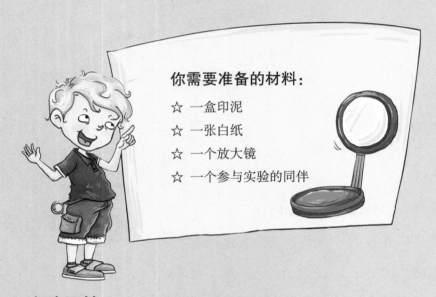

你需要准备的材料：

☆ 一盒印泥

☆ 一张白纸

☆ 一个放大镜

☆ 一个参与实验的同伴

◎ **实验开始：**

1．将自己与同伴的手指洗干净；

2．先用你的大拇指粘上印泥，然后用劲按在白纸上；

3．让同伴也重复上面步骤；

4．用放大镜观察两个指纹，看有什么区别。

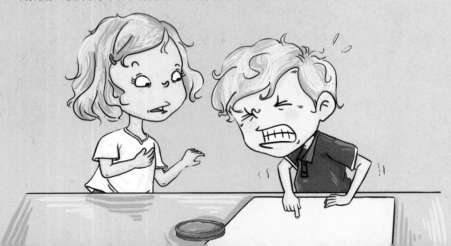

◎有趣的发现：

不用放大镜的时候，两个指纹看上去几乎相同，没有很大的区别；用放大镜仔细观察后，会发现两个指纹的纹路完全不同。其他手指也一样，各不相同。

威廉好奇地问："为什么手指的指纹会不一样呢？"

皮特："难道没有一样的指纹吗？"

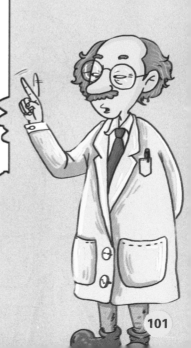

查尔斯大叔："由于每个人的遗传基因都不同，所以指纹也就不同。另外，指纹的形成虽然主要受遗传基因影响，但也会受到后天环境的影响。胎儿在母体内发育到三至四个月时，指纹就已经形成了。但儿童在成长期间指纹也会略有改变，直到青春期才会完全定型。正是这种不同的遗传基因及各自不同的后天成长环境，才使得人们的指纹各不相同。"

指纹很早就引起了人们的兴趣。古时候的人们曾把指纹当作"图章"，印在公文上。

警察因此得到灵感，于是在以后逮捕小偷的过程中，每当遇到无法确定哪个人才是小偷的情况时，就会让他们在一张白纸上按下指纹。因为每个人的指纹是不同的，所以小偷也就无处可逃了。

皮特："你相信生命线吗？"

查尔斯大叔："这个……"

皮特："听说生命线上有分叉的，就意味着会出意外。"

查尔斯大叔："你这么迷信，出意外也不奇怪！"

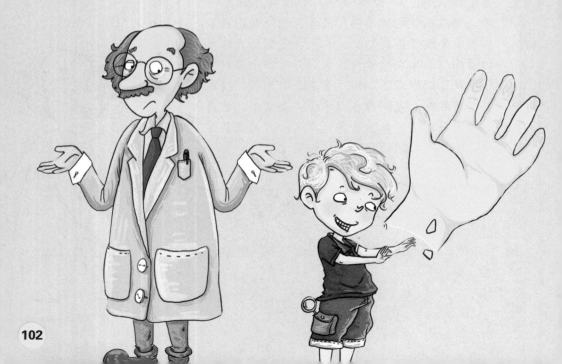

不变的体温

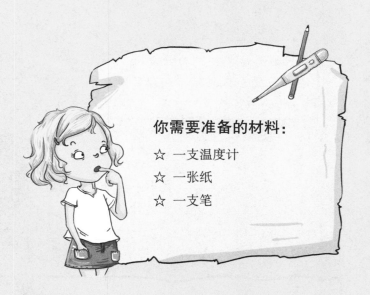

你需要准备的材料：

☆ 一支温度计

☆ 一张纸

☆ 一支笔

◎ **实验开始：**

1．早晨起来后，拿温度计测量自己的体温；

2．用笔把温度值记在纸上；

3．晚上再测一次，再记在纸上；

4．看看两次温度差距。

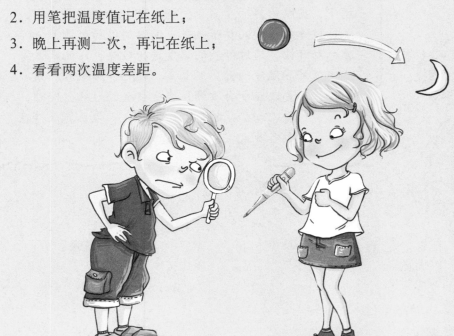

◎有趣的发现：

一天内人体的体温几乎相同，都在36℃～37.2℃之间，变化很小，差距不超过1℃。

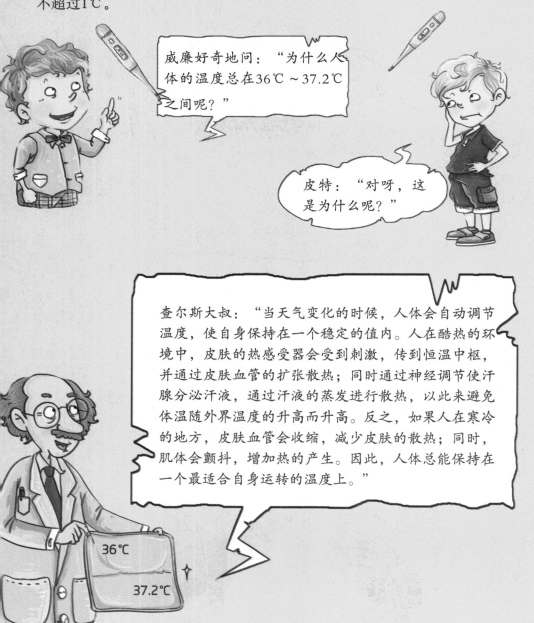

威廉好奇地问："为什么人体的温度总在36℃～37.2℃之间呢？"

皮特："对呀，这是为什么呢？"

查尔斯大叔："当天气变化的时候，人体会自动调节温度，使自身保持在一个稳定的值内。人在酷热的环境中，皮肤的热感受器会受到刺激，传到恒温中枢，并通过皮肤血管的扩张散热；同时通过神经调节使汗腺分泌汗液，通过汗液的蒸发进行散热，以此来避免体温随外界温度的升高而升高。反之，如果人在寒冷的地方，皮肤血管会收缩，减少皮肤的散热；同时，肌体会颤抖，增加热的产生。因此，人体总能保持在一个最适合自身运转的温度上。"

36℃

37.2℃

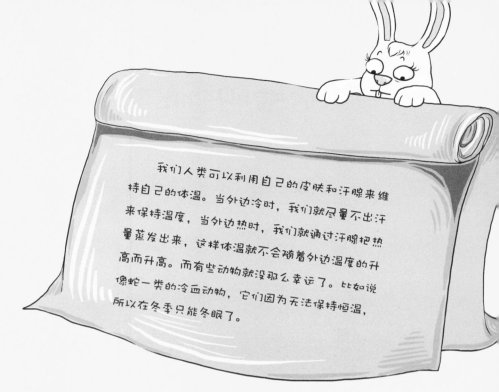

我们人类可以利用自己的皮肤和汗腺来维持自己的体温。当外边冷时，我们就尽量不出汗来保持温度，当外边热时，我们就通过汗腺把热量蒸发出来，这样体温就不会随着外边温度的升高而升高。而有些动物就没那么幸运了。比如说像蛇一类的冷血动物，它们因为无法保持恒温，所以在冬季只能冬眠了。

皮特："你知道大伙为何叫艾米丽冷血动物吗？"

查尔斯大叔："不知道。"

皮特："因为她怎么睡都不能把被窝睡暖……哈哈！"

查尔斯大叔："那应该是一种疾病。"

皮特："对，我想就是一种冷血的病……哈哈！"

查尔斯大叔："……"

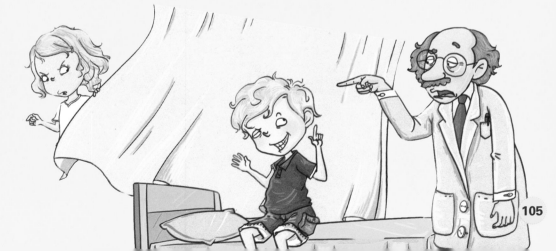

咕咕叫的肚子

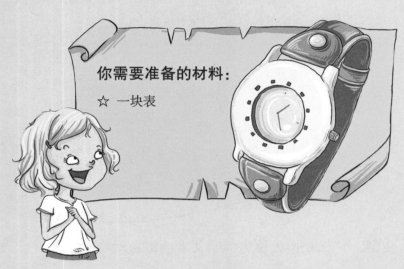

你需要准备的材料：

☆ 一块表

◎实验开始：

1. 到外面去玩几个小时；

2. 用手表看好时间，一直玩到快吃饭的时候再回家；

3. 等到肚子饿了以后看看它会发出什么声音。

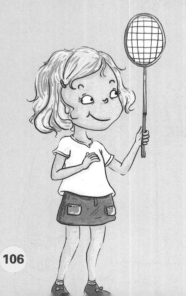

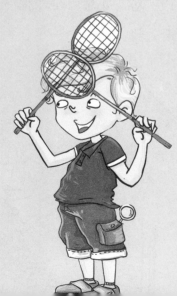

◎有趣的发现：

肚子饿了以后，肚子里会发出"咕咕"的叫声。刚开始，感觉不太明显；不一会儿，声音就会越来越大，旁边的人也听得见。

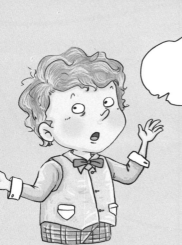

威廉好奇地问："为什么肚子饿得厉害时，会发出'咕咕'的叫声？"

查尔斯大叔："这你就不知道了吧，其实这个声音是从胃里发出来的。人们摄取的食物在胃里不断地被消化，不断地通过胃的出口——幽门，被送到小肠。当胃内的食物被排送完了之后，胃还在继续分泌胃液，继续收缩揉捏。空胃收缩的刺激，通过神经传送至大脑，我们就会产生饥饿感。胃内的液体和吞咽下去的气体，在胃的收缩揉捏下，一会儿到这儿，一会儿到那儿，这样就会发出'咕咕'的声音。所以说，肚子咕咕叫，是一种正常的生理现象，没必要大惊小怪的。"

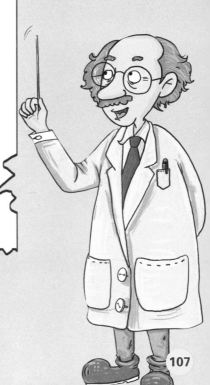

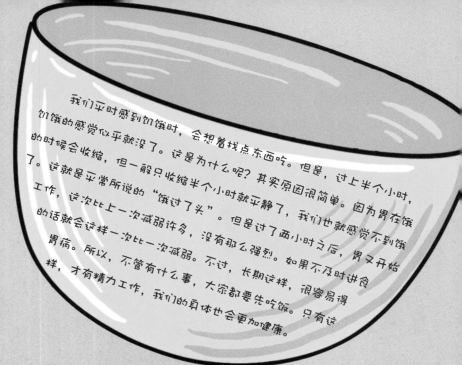

我们平时感到饥饿时，会想着找点东西吃。但是，过上半个小时，饥饿的感觉似乎就没了。这是为什么呢？其实原因很简单。因为胃在饿的时候会收缩，但一般只收缩半个小时就平静了，我们也就感觉不到饿了。这就是平常所说的"饿过了头"。但是过了两小时之后，胃又开始工作，这次比上一次减弱许多，没有那么强烈。如果不及时进食的话就会这样一次比一次减弱。不过，长期这样，很容易得胃病。所以，不管有什么事，大家都要先吃饭。只有这样，才有精力工作，我们的身体也会更加健康。

皮特："我平生最讨厌三件事。"

查尔斯大叔："哪三件事？"

皮特："放屁、打嗝、肚子叫，尤其是放屁。"

查尔斯大叔："你太苛刻了。"

皮特："哼，跟你说实话吧，连我家的猫都不放屁。"

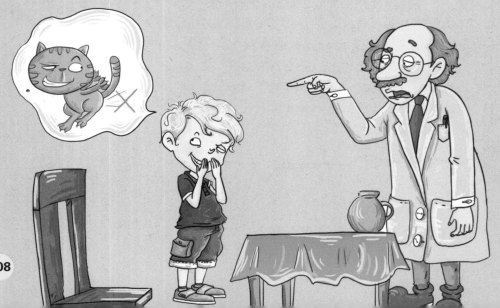

青色的血管

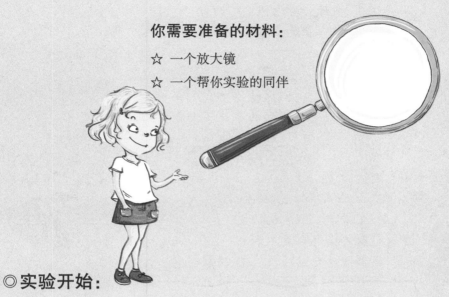

你需要准备的材料：

☆ 一个放大镜

☆ 一个帮你实验的同伴

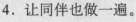

◎ 实验开始：

1. 挽起衣服袖子，露出胳膊的前端；

2. 用放大镜对准自己的胳膊，找到血管；

3. 看看你发现了什么；

4. 让同伴也做一遍。

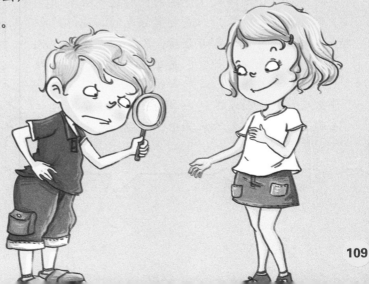

◎有趣的发现：

放大镜下的血管呈现出青绿色，而且不是很清楚。如果用肉眼看的话，很难发现它。

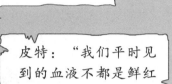

威廉好奇地问："为什么血管是青色的呢？"

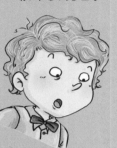

皮特："我们平时见到的血液不都是鲜红鲜红的吗？"

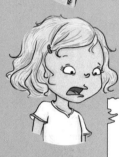

艾米丽："我们从皮肤外面怎么看不到血液流动呢？"

查尔斯大叔："血液当然是红色的了，因为血液中含有铁元素，所以看上去是红色的。然而血管中的血液因含有的氧气量不同，颜色也会不同。当肺吸足了氧气后，血液是鲜红色的，这样的血液把氧送到身体的各部分后，氧气就减少了，颜色会变成紫色。这种紫色的血液，透过手上和脚上的皮肤和血管壁，看起来就是青色的。至于为什么从皮肤外面看不到血液的流动，这是因为血液都是在皮肤深处的血管中，所以从外面自然看不到了。"

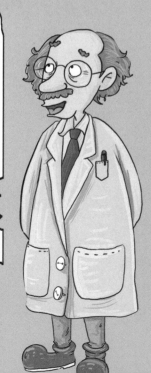

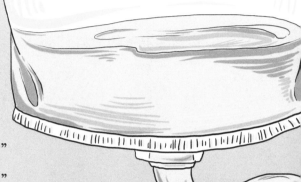

其实，血管的颜色深一点，好处很多，比如打针输液时医生能够在最短时间内将针头插进血管里。对于那些很难被医生找到血管的人，也有办法将自己的血管锻炼得非常明显。

皮特："我喜欢戴手套。"

查尔斯大叔："为什么？"

皮特："因为看不见血管。"

查尔斯大叔："血管有那么恐怖吗？"

皮特："不恐怖，只是我有晕血症而已。"

查尔斯大叔："……"

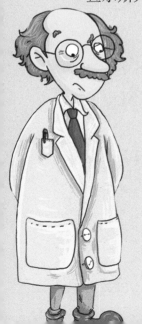

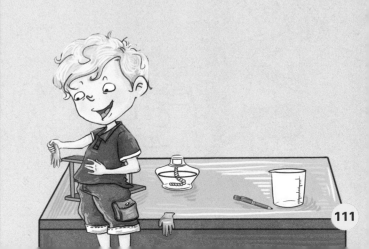

玩雪手变热

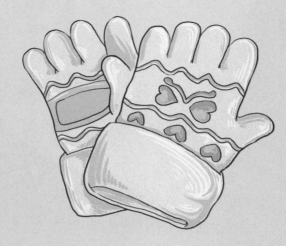

你需要准备的材料：

☆ 一副手套

◎实验开始：

1．下雪后到外面；

2．堆一个雪人；

3．堆好后，把手套戴上，看看手套里的手有什么感觉；

4．摘掉手套，你会觉得冷吗？

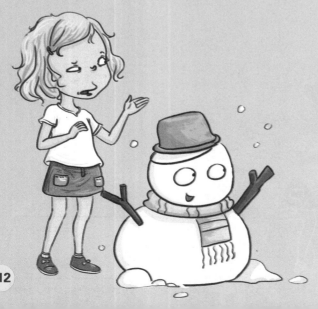

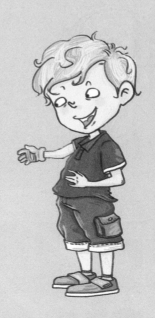

◎有趣的发现：

堆好雪人戴上手套后，发现双手热乎乎的，甚至还有一点痒痒的感觉。摘掉后，居然一点都不觉得冷。

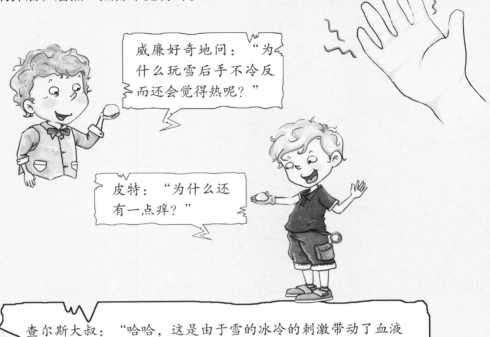

威廉好奇地问："为什么玩雪后手不冷反而还会觉得热呢？"

皮特："为什么还有一点痒？"

查尔斯大叔："哈哈，这是由于雪的冰冷的刺激带动了血液循环。当我们的手接触到冰雪之后，皮肤就会受到刺激，这个刺激信号由神经传到大脑，大脑便迅速调兵遣将，派血管里的血液马上向手部的毛细血管流去。血液的流动带来了热量，手当然就不凉了。至于感觉到痒，是因为玩雪的时间长了以后，手会有一些轻微冻伤，所以会痒。"

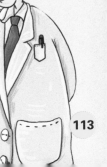

在寒冷的冬季，我们该如何防止双手被冻伤呢？首先我们要注意保暖，出门应戴好口罩、帽子、围巾和手套等保暖物品，尽量穿着一些松紧适度的衣服和鞋袜，以保持血液循环畅通。其次我们要多参加一些锻炼活动，来提高身体和皮肤表面对寒冷的抵抗能力。我们还可以经常性地增加身体的摩擦，比如在不写字的时候，可以搓搓手，促进血液循环，减少冻疮发生概率。如果双手还是被冻伤了，那么我们最好在每天晚上睡觉前，用热水泡一泡手和脚。

皮特："唉，真是令人失望的结果。"

查尔斯大叔："怎么了？"

皮特："我以为玩雪会让手温升得更高呢！"

查尔斯大叔："哈哈……手遇冷怎么会升温呢？"

皮特："我只是太喜欢玩雪罢了！"

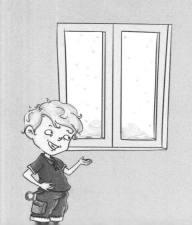
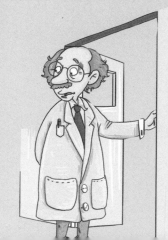

变不长的眉毛

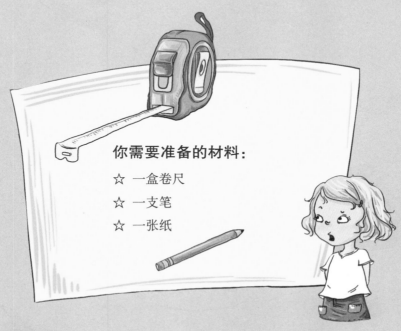

你需要准备的材料：

☆ 一盒卷尺

☆ 一支笔

☆ 一张纸

◎ **实验开始：**

1. 用尺子量量你的头发和眉毛；

2. 把结果写在纸上；

3. 一个月后再量一次，看看有什么发现。

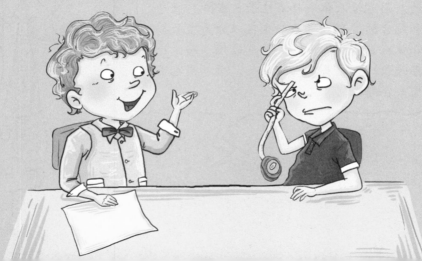

◎有趣的发现：

一个月后，你会发现头发长了不少，可是眉毛却一点变化也没有。

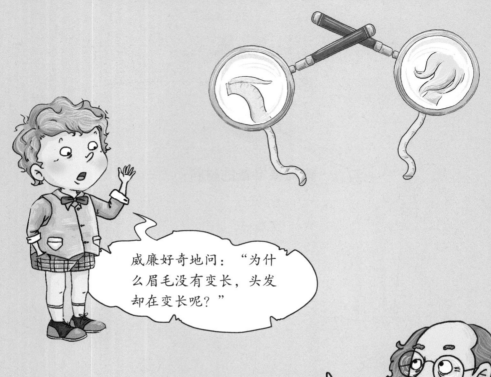

威廉好奇地问："为什么眉毛没有变长，头发却在变长呢？"

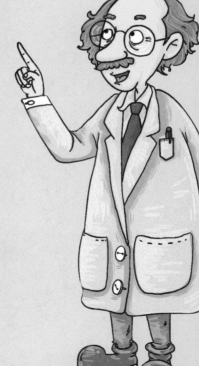

查尔斯大叔："头发和眉毛虽然都属于毛发，但眉毛的特性和头发可是完全不同的。眉毛像人体一样有生长、发育、衰老和死亡的过程，它的一生可以分为生长期和休止期两个阶段。生长期较短，而休止期较长。这与头发刚好相反，所以眉毛不像头发那样长。"

如果说眼睛是一个人心灵的窗户，那么眉毛就是这扇窗户的窗框；如果眼睛是人们脸孔上的一幅画，那眉毛就是精美的画框。位于眼睛上方的眉毛，在整个面部占有重要的地位。它不但可以起到修饰妆容的作用，还能丰富人们的面部表情。人们的喜、怒、哀、乐等内心活动都可以通过双眉的舒展、收拢、扬起和下垂等动作反映出来。在中国文学里，形容眉毛的词语有很多，如眉飞色舞、蛾眉淡扫、喜上眉梢、柳叶弯眉和眉目传情等，简直数不胜数。

皮特："那些眉毛长了一两寸的家伙是怎么回事？"

查尔斯大叔："呵呵……或许是遗传吧！"

皮特："喔，看来是我错怪我家的猫了。"

查尔斯大叔："怎么了？"

皮特："我剪短了它的长眉毛。"

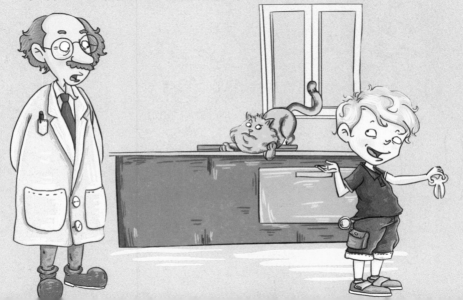

你长得像谁

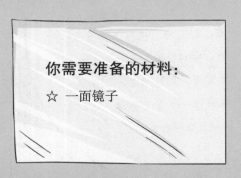

你需要准备的材料：

☆ 一面镜子

◎实验开始：

1. 通过镜子观察自己的五官；
2. 再去观察父母的五官，看看有什么发现。

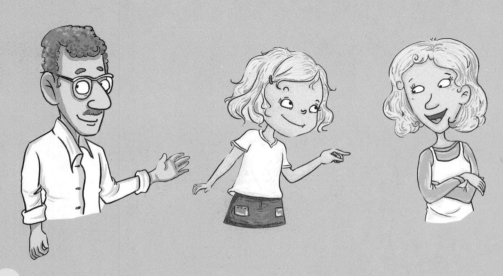

◎有趣的发现：

你会发现自己长得和父母非常像，但与他们又不完全像，有的地方像父亲，有的地方像母亲。

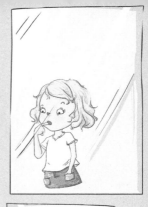

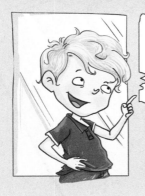

皮特："我的眼睛和我爸爸的一模一样，可嘴巴却像我妈妈。"

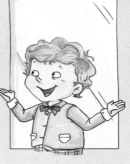

威廉好奇地问："为什么我们的长相和父母很像？"

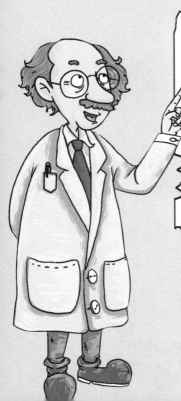

查尔斯大叔："这是因为有一个叫'遗传基因'的家伙在作怪。人和其他生物相同，在世代的繁殖过程中，子女总是和父母保持着相同的特征，这就叫遗传。当父亲的精子和母亲的卵子结合成一个受精卵后，受精卵经过无数次分裂，繁殖出更多的细胞，长成胎儿。胎儿的细胞里同时含有父亲和母亲的基因，因此，无论是身高、肤色还是模样，都长得像他的父母亲了。"

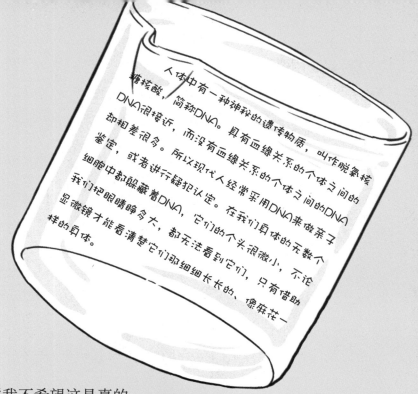

人体中有一种神秘的遗传物质，叫作脱氧核糖核酸，简称DNA。具有血缘关系的个体之间的DNA很接近，而没有血缘关系的个体之间的却相差很多。所以现代人经常采用DNA来做亲子鉴定，或者进行疑犯认定。在我们身体的无数个细胞中都躲藏着DNA，它们的个头很微小，不论我们把眼睛瞪多大，都无法看清它们，只有借助显微镜才能看清楚它们那细细长长的、像麻花一样的身体。

皮特："我不希望这是真的。

查尔斯大叔："怎么了？"

皮特："我爸爸是秃顶。"

查尔斯大叔："恭喜你！人们都说'聪明的脑袋不长毛'，哈哈。"

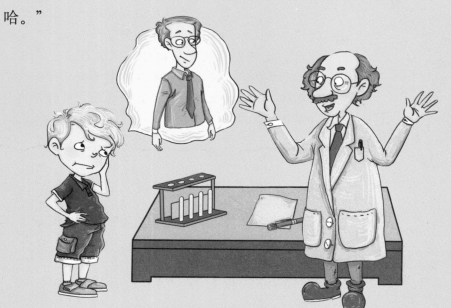